医海一舟

巩和平　编著

中国科学技术出版社
·北 京·

图书在版编目（CIP）数据

医海一舟 / 巩和平编著 . —北京：中国科学技术出版社，2023.10（2024.6 重印）
ISBN 978-7-5236-0091-7

Ⅰ.①医… Ⅱ.①巩… Ⅲ.①验方－汇编－中国 Ⅳ.① R289.5

中国国家版本馆 CIP 数据核字（2023）第 040948 号

策划编辑	于　雷　韩　翔
责任编辑	于　雷
文字编辑	卢兴苗
装帧设计	佳木水轩
责任印制	徐　飞

出　　版	中国科学技术出版社
发　　行	中国科学技术出版社有限公司
地　　址	北京市海淀区中关村南大街 16 号
邮　　编	100081
发行电话	010-62173865
传　　真	010-62179148
网　　址	http://www.cspbooks.com.cn

开　　本	710mm×1000mm　1/16
字　　数	221 千字
印　　张	16.75
版　　次	2023 年 10 月第 1 版
印　　次	2024 年 6 月第 2 次印刷
印　　刷	北京顶佳世纪印刷有限公司
书　　号	ISBN 978-7-5236-0091-7/R・3031
定　　价	45.00 元

丛书编委会名单

主　编　王幸福

副主编　张　博

编　者　（以姓氏笔画为序）

内容提要

　　本书先论述了主药的应用、单味药不同剂量的功效、药物的最佳配伍及异病同治的临床应用，后详细介绍了临床中常用有效的经方、时方、验方治疗某些病症的诊疗过程、处方用药及临床疗效反馈，其中既包括名医前辈的、临床实战家的，也包括笔者自身的。

　　守一法不如守一方。本书志在通过大量医案分析，使读者能深刻理解并掌握专方、专药及常用方的用法，为临床提供更好的思路和参考，同时希望读者能秉承中医辨证论治的理念，临床诊断时，多加辨析思考。本书内容丰富，医案翔实，语言通俗，理法方药兼备，具有积极的临床意义及较高的实用性，适合广大中医临床工作者和中医爱好者阅读参考。

序

认识和平医生的时间虽不算长，但是进入师门后接触的却比较多。通过交流畅谈，我发现和平医生是一位临床经验丰富、思想活跃、善于创新、自我突破的优秀中医人才。对于这样的人才，我见得不多。长叹：我劝天公重抖擞，不拘一格降人才！

众里寻他千百度，蓦然回首，那人却在，灯火阑珊处。巩和平医生常年在基层学习，实践传承中医，追求真知，不断精进医术。这样优秀的临床医生无人相识，我觉得太可惜了。所以建议和平医生以开放无私的心态分享自己的临床经验和体会，以便更多的中医生，尤其是年轻一代的医生，继承和发展中医时能有所收获。

经过一段时间的废寝忘食，挑灯夜战，和平终于完成了这部《医海一舟》。吾细翻深读此书，为之一惊。吾自认对中医有一些经验和知识，也深感书中内容难能可贵。

【和平分享】多年来我们治疗皮肤病极少使用外用药，最多煎汤外洗。一位患者，男，46岁，颈部两侧各有一片直径约5cm的癣，皮肤组织增厚，基底潮红，表皮有白色皮屑，但不多，略有开裂。舌红苔干少津，脉象正常。患者主诉患处特别痒，反复发作五六年，用过不少药膏，最终都无效。诊断是牛皮癣（银屑病）。

病机：阴虚血热，血热生风，发于督脉。

治法：滋阴清热，凉血活血。

处方：凉血活血汤（白疕一号）。丹参 20g，赤芍 15g，生地黄 30g，白茅根 50g，鸡血藤 30g，槐花 30g，紫草 15g，白鲜皮 15g，甘草 15g。7 剂，水煎，早晚温服。

患者复诊，主诉皮损减轻，但仍瘙痒难忍。我在原方基础上加夜交藤 50g，并开了外洗方：荆芥、野菊花、金银花、夜交藤、地骨皮，7 剂。每天 3～4 次，热敷外洗。

患者三诊，反馈中药内服加外洗 7 天，牛皮癣就痊愈了。

经此病例后，再遇到神经性皮炎，我基本以凉血活血汤方加白鲜皮、夜交藤治疗。

书中同类经验比比皆是，所以我很愿意推荐各位有志于中医的人士读一读，相信大家一定会在书中得到满满的收获，从而提高自己的中医治疗水平。

王幸福（古道瘦马）

癸卯年初夏

前　言

　　笔者从医 20 多年，从一个没有理想随便考入山西中医学院（现山西中医药大学）的学生，到后来真正喜欢中医的医痴，深刻领会到大医精诚内容的精髓，真正明白了治病救人的职责与担当，敬畏生命造福苍生的初衷。

　　中医生除了热爱中医学这门学科，愿意行救死扶伤之职，还需要不断地学习、提升、领悟，多读经典，多拜师跟师，多临床实践。20 多年来，本人反复研读前辈和名家的著作，每一次都有不同的感受，时常困惑于"不识庐山真面目"。对于多次治疗无效的病症，医者心中很是焦急，用抓耳挠腮形容，一点也不为过，所以就要请教老师，继续翻阅古籍，带着疑问去学习，曾经看过无数次的书，再拿起来仔细一看，其间竟有此证的治疗叙述！恍然大悟！真是"柳暗花明又一村"。所以说无论是中医生还是西医生都需要不断学习，正所谓活到老学到老。我的微信名之所以是"医海一叶舟"，是因为中医学是中华民族几千年来一直绵延传承的学科，包含了天地人宇宙的自然法则及规律，中医体系的形成蕴含了古人的大智慧，内涵极其高深，就像浩瀚的海洋，我们每位医者都只是在海洋上寻找彼岸灯塔的小舟。古有金元四大家，今有各大医学流派，各家虽从不同角度去看待分析病情，但按法治疗也每每有效。

　　虽然任何学科的学习都有一辈子也看不完的书，但是人的时间和精力有限，所以学习要有巧劲。

　　有句话讲：守一法不如守一方。这可以大大减少学习的内容，但是学习经典是千万不能停止的。经典是中医的根本所在，是中医的精髓，是古人卓越的大智慧凝聚而成的魂。

正所谓读方三年，便谓天下无病可治，治病三年，乃知天下无方可用。中医学习要经过刚开始什么都懂，什么病都好治；再结合临床学习发现什么都不懂，治疗无效；再后来发现又懂了一些的过程。如今国家大力提倡中医药及绿色疗法，但中医人才处于青黄不接的时代，有一部分中医人比较迷茫，越来越觉得自己不会看病。现在，我把自己20多年来的一些临床经验和心得毫无保留地分享给大家，与大家一起学习中医知识，弘扬中医药文化。

作为一名中医人，在诊疗过程中一定要重视与患者的交流，对发病的时间、症状详细问诊，才能真正找到病因，谴方精炼。切不可一直叠加药味，药味过多不一定效果突出，反而可能出现不良反应，导致服药中断。中药治疗重在调理，是整体的、统一的、辨证的，通过药物调理五脏六腑，调理气血津液，平衡阴阳，补虚泻实，使脏腑恢复原有功能，从而达到治愈的目的。

本书主要从疾病中必不可少的单味药、常用药，对经方、时方、验方治疗某些病症的神奇疗效等方面进行了阐述。

书中方剂有些是名医前辈的，有些是临床实战家的（引用名家验方的有所标注），也有我自己临床常用有效的。我们要汲取众家之长，结合病例实际，形成自己的治疗思路与特色。

曾有好多名医一生仅用一方灵活加减，治疗效果也很明显。这样的老师中医学造诣已达到一定水平，内功深厚，业内称之为青龙大夫、柴胡大夫。人们把常用的方剂名称作为本人字号，就形成了守一方而治百病（夸张点）。本人编写本书的目的就是让更多的中医人和中医爱好者少走弯路，用一些明确的思路和方剂治疗疾病，做到知其然更知其所以然。书中内容均依据中医经典记载，结合名医前辈临床经验心得与临床案例，以及本人多年的一些临床体会而编写。

在此要特别感谢我生命中一位非常重要的人，也是我的恩师——王幸福。拜于恩师门下，是我莫大的福气。拜师后，我的中医诊疗水平大大提高，突飞猛进。自2019年有幸拜读恩师的著作后，发现书中用药精准，诊断明确，效果明显，令我思路大开，可惜一直无法与恩师联系。一个偶然的机会，在全国中医学习群里遇到了恩师，随即添加微信，联系恩师。当时师父名气已经很大了，而我还籍籍无名，很担心接触不到。没想到师父平易近人，与中医同行交流毫无保留，这才是中医大家的格局和风范！

当我得知师父愿意收徒时，心情既激动又忐忑，激动是有机会拜师了，忐忑的是不知道师父会不会收我为徒。通过一段时间的聊天和交往，师父答应收我为徒，并且大力支持我写书。由于觉得自己水平有限，写书期间一度感觉压力很大，但恩师的鼎力支持，让我下定决心一定要完成。

尽管每日出诊工作繁忙，但还是挤出时间收集、查找历年的笔记和病例，并将编写过程中遇到的典型医案一并记录，以供大家参鉴。书中病例大多是常见病、时代病、疑难杂病，以临床实用性强、可复制运用有效为出发点择选编写。书中所述仅为个人实践中的见解，如有偏颇或失当之处，望同行批评指正，在此表示感谢！

巩和平

于山西太原

目　录

应用原理篇

专方医案篇

应用原理篇

必不可少的主药应用

所谓方中必不可少的药就是遇到对症的病，抬手第一味就要用的，这味药在整个方子中可以起到四两拨千斤或意想不到的效果。书中的一部分药对是名医前辈的用药心得，也有一部分是临床实战家的用药体会。

一、苦参

苦参是一味清热燥湿的良药，具有祛风解毒杀虫的作用，是治疗皮肤病中不可或缺的主药，屡用屡效。恩师把本药作为牛皮癣特效药。苦参最初记载于《神农本草经》，性寒，味苦。归心、肝、胃、大肠、膀胱经。

现代药理研究：苦参煎剂具有抑制皮肤真菌和结核杆菌的作用，对多种病毒和细菌也有抑制作用。

用量：药典用量 4.5～9g；临床用量 12～30g。

适用病症：急性皮炎，湿疹，痤疮，银屑病，脂溢性皮炎，丹毒等湿热实证。

临床表现：患处红肿热痛，或痒，或起丘疹，红斑，水疱，渗出液。舌红，苔黄腻，脉弦滑或滑数。

因其味苦性寒，归五条经，故临床使用范围较广，可以作用于上、中、下三焦之湿热，是治疗各类皮肤病的首选药。

该药常用量为 10～50g，我一般用 30～40g。苦参虽无毒，但太苦，大剂量使用会产生食欲减退、恶心等消化道反应，常配甘草，甜叶菊等改变口感。

常用配伍：清热燥湿药黄连、黄芩，清热渗湿药茵陈（茵陈擅除表皮之湿）、薏苡仁，祛风止痒药荆芥、防风、蝉蜕、地肤子、浮萍等。

常见代表方剂：消风散。

组成：当归9～15g，生地黄15～20g，防风6～10g，蝉蜕6～9g，知母6～10g，苦参10～30g，胡麻10～20g，荆芥6～10g，苍术6～10g，牛蒡子10～12g，石膏15～30g，甘草6～9g，木通3～6g。

方歌：消风散中用荆防，蝉蜕胡麻苦参苍，知膏蒡通归地草，风疹湿疹服之康。

方歌中明确写到消风散是治疗风疹、湿疹的处方，具有疏风除湿，清热养血的功效。顽固性湿疹或皮炎，渗出液较多，皮损基底较红，有剧痒和口渴为本方的适应症。临床常用于治疗急性荨麻疹、湿疹、过敏性皮炎、药物性皮炎、神经性皮炎等皮肤病。

渗出液较多者，加茵陈、薏苡仁。皮肤较红，口干明显者，加大生地黄用量或用赤芍、牡丹皮、槐花、紫草等清热凉血。瘙痒严重者加徐长卿（徐长卿有免疫抑制和抗变态反应的作用），夜间瘙痒加首乌藤（首乌藤有止痒安神的功效）。

二、土茯苓

土茯苓味甘、淡，性平。具有清热解毒，除湿通络之功效。临床用于治疗过敏性皮疹，皮肤溃疡，带下，湿热淋，疥癣，梅毒等。本书我们主要学习一下土茯苓在治疗皮肤病和痛风病中的主要作用。大家知道凡是难治的顽固病，都离不开一个"湿"字，无论是风湿、湿热或寒湿，因其重浊黏滞的特性而难以祛除，往往治疗起来比较棘手，时间比较长，如风湿关节炎，风湿性心脏病，湿疹，痛风，关节病型牛皮癣等。现代医学治疗更是头疼，除了免疫抑制剂和止痛药物外没有什么好办法，长时间服药又会造成肝肾功能损害。凡是湿热瘀久，湿毒邪盛,进而伤正者,都可以重用土茯苓来治疗。我在湿疹、牛皮癣、痛风病的治疗中,都是将土茯苓放在第一位。尤其在痛风病的治疗中,土茯苓配伍草薢,效果最佳,可以清热除湿,化瘀通络,分清泌浊进而消肿止痛,降低血尿酸。

土茯苓,症见湿热都可以用,包括口唇周围脾胃湿热的痤疮。

三、皂角刺

皂角刺别名:皂刺、天丁。味辛,性温。功效:化痰通络,祛风杀虫。中医学中虽没有细菌病毒的说法,但有毒和虫,如热毒、湿毒等,仔细想想,这等同于现代医学的细菌和病毒。中药可以攻毒、解毒、杀虫,也就相当于是消炎、抗病毒、抗癌。穿山甲虽拔毒散结,消肿排脓功效很强,但由于动物保护的原因,现已禁止使用了,临床可以使用皂角刺来替代。皂角刺在皮肤病和妇科乳腺疾病的治疗中具有重要作用,大家以后在临床当中遇到类似的患者,可以放心大胆重用,会有意想不到的效果。皂角刺的作用有点像三七,可以双向调节。三七既可以在出现瘀血时活血,也可以在出血时止血;皂角刺则是在未成脓时消肿,已成脓时排脓。所以对于红肿硬结(尤其是乳腺疾病)都可以用。皂角刺的作用在于量,小剂量10g左右可以托毒排脓,大剂量60~120g可以消肿散结。

四、连翘

连翘味苦,性凉。功效:清热解毒。连翘是疮家之圣药,是治疗皮肤热毒疮疡之要药,清热解毒的代表方剂就是银翘散,属辛凉解表剂。连翘其实还有更大的作用,就是针对食积化热,无论大人还是孩子的热呕,都有清内热作用,如保和丸。现代药理研究表明连翘有抗过敏作用,可用于免疫性疾病、过敏性疾病,并且有镇吐作用。常用剂量15~30g,适用于过敏性紫癜、感冒、肺炎、荨麻疹、过敏性皮炎、痤疮。常与金银花配伍使用，在热毒疮疡疾病中与皂刺配伍使用，如毛囊炎、结节型痤疮、疖肿等。

五、萆薢

萆薢味苦，性平。功效：利湿浊，祛风湿。

朱丹溪萆薢分清饮治疗小便白浊，频数无度，溺面如油，光彩不定，溺脚澄下，旋如膏糊。

本书主要介绍此药在泌尿科及痛风病中的重要作用。《万全护命方》记载："凡人小便频数不计其数，便茎内痛不可忍者……宜用萆薢一两，煎服。"说明萆薢可以治疗热淋（尿路感染）、石淋（尿路结石）。《本草纲目》记载萆薢气味苦平，无毒，入肝肾胃经，治"白浊，茎中痛，痔瘘坏疮"。

《医学衷中参西录》记载："拙以醒脾升陷汤中，曾重用萆薢治小便频数不禁，屡次奏效，是萆薢为治失溺之要药可知矣。"由此看出萆薢是可以治成人或孩子遗尿的，但只是湿热下注型，并伴有很浓的尿浊臊味。有热无湿的不可用，如果是热淋阴虚者容易造成癃闭而点滴不出，使用时还需要稍加鉴别诊断。只要有舌苔黄腻，脉滑数就可用，口干苦黏伴有口臭但用无妨。

用量：药典用量9～15g，临床用量15～30g。

萆薢配伍土茯苓是治疗痛风必不可少的主药，取其清湿热，利湿浊之功效之用。《古今名医临证金鉴·痹证》记载，朱良春前辈擅以通泄化浊法治疗痛风，重用土茯苓、萆薢两味药降泄浊毒，每方必用，一般土茯苓用量30～120g，萆薢用量15～45g。再后来我遇到痛风患者也是按照最大剂量用的，没有不良反应（后文痛风病案例会提到）。

六、鸡血藤

鸡血藤味苦，微甘，性温。功效：补血活血，疏经通络，养血调经。

鸡血藤是一味补血养血的良药，作用平和，不亚于四物汤。本书主要说明该药在妇科疾病、疼痛病特别是肩周炎中的运用。痛的病机分为不荣则痛和不通则痛，而鸡血藤既可以荣又可以通，因此临床运用比较多。

用量：药典用量 9～15g，临床大用量 30g。

使用鸡血藤时，一般剂量可以起到补血活血养血作用，多用于治疗手足麻木，月经不调，月经量少，月经延迟；止痛作用体现在大剂量上，治疗血虚阳虚的肩周炎（漏肩风）患者用量达 90～150g。肩周炎是很常见的病，多发生于40 岁以上，因为血虚阳虚所以极易外感风寒，太虚的患者枕边的呼气都可以导致漏肩风的发生。临床可以用按摩、针灸、艾灸、拔罐等治法，运用中药内服效果也很不错，常用处方及用量如下。

桂枝汤加味：桂枝 15～30g，白芍 30～45g，鸡血藤 90～150g，青风藤 9～15g，片姜黄 15g，生姜 30g，大枣 15 枚，葛根 30～45g，炙甘草 15～30g。背痛加防风 10～15g（防风是治疗背痛的首选药，与心肌梗死肩背痛要小心辨别诊断）。

主治：漏肩风（凝结肩、五十肩、肩痹），风寒湿型。

症状：舌淡苔白，脉沉细无力，畏寒怕冷，气血不足之受风寒湿导致，肩关节疼痛，活动受限，肩周冰冷，无法上举，后背疼痛，无法外旋外展。

此方适用于颈椎痛，漏肩风，一切背痛或合并上肢麻木等。服药后若发汗，应避免受风，一般开 3 剂，随着症状的缓解而减少药量继续服用，直至痊愈。

七、山茱萸

山茱萸味甘、酸，性温，质地柔润，归肝、肾二经。

山茱萸出自《神农本草经》，列为中品，入药部分为果肉，宋代钱乙《小儿药证直决》称之为山萸肉。

山茱萸是一味能补能收的良药，既可补肝肾之阴，又可温补肾阳，具有涩精，缩尿，止汗，固经止崩等标本兼顾之功，临床主要用于补肝肾，固精缩尿。师父曾用大剂量的山萸肉治疗了一位严重出汗的癌症患者，书中也有记载。近代著名医家张锡纯在其著作《医学衷中参西录》中介绍山萸肉的止汗作用，准确的应该是敛阴收汗，大家在临床中遇到汗证的患者使用其他思路和配伍治疗效果不明显时可以一试，一般用量30～60g，最大可用150g，自汗、盗汗均可用。

常配伍的有山萸肉30～60g，生龙骨30g，生牡蛎30g，炙甘草10g，气虚加人参10～15g，气血虚加红参10～15g，气阴虚加西洋参（花旗参）10～15g。

此药适用于其他止汗药无效时，如麻黄根、浮小麦、糯稻根、煅牡蛎、黄芪、五味子等常用药。但是汗证多种多样，恩师也有用三仁汤和白虎汤治愈的案例，因此临床仍需辨证下药。

八、麻黄

麻黄味辛，微苦，性温。

功效：发汗解表，宣肺平喘，祛风利水。

麻黄首见于《神农本草经》，列为中品，在《伤寒论》和《金匮要略》两书中有二十余首方剂均用本品。麻黄解表、平喘、利水的作用大家都知道，本节主要讲其另外的几个重要作用，一是止痒，二是缩尿止遗，三是止痛。

现代药理研究：麻黄具有抗过敏，抗变态反应，消炎，镇痛的作用。因此临床使用麻杏石甘汤治疗过敏性变态反应有效，对于一些瘙痒性疾病也可以用之，症见咳嗽，喉痒，打喷嚏，鼻痒等。麻黄还具有增强膀胱括约肌收缩的功效，使其张力增加，排尿次数减少，因而可以治疗小儿遗尿症。

用量：药典用量2～9g，常用剂量3～9g，不宜大剂量使用。

关于麻黄止痛的功效，古籍记载如下。

《伤寒论》记载："太阳病，头痛发热，身痛腰痛，骨节疼痛，恶风，无汗而喘，麻黄汤主之。"

《金匮要略》记载:"湿家,身烦疼,可与麻黄加术汤。发其汗为宜,慎不可以火攻之。""病者一身尽疼,发热,日晡所剧者,名风湿,此病伤于汗出当风,或久伤取冷所致也,可与麻黄杏仁薏苡甘草汤。"

近代医家张锡纯谓麻黄于全身脏腑经络,莫不透达,而又以逐发太阳风寒为主治大纲。由此可见麻黄的通达作用,祛除风湿之邪而止疼。麻黄在治疗疼痛的方剂中用量较大,一般在15～30g。

(一)麻黄治疼痛

1. 全身疼痛

病因:感受寒湿而引发。

症状:头身困重发冷,腰背疼痛,舌淡苔白腻,脉沉而缓。

处方:麻黄加术汤加味。麻黄15～20g,桂枝10g,白术30g,白芍30～50g,制附子10～15g,薏苡仁30～50g,生姜15g,炙甘草10～15g。

2. 腰痛

病因:因肝肾不足而受寒湿。

症状:无外伤引起的腰痛不得动,腰部及下肢冷痛麻木,有时伴有腿抽筋(腓肠肌痉挛),舌淡苔白滑或腻,脉沉细弱。由于寒湿凝聚血脉,气血不得通达而引起疼痛麻木。

治法:散寒除湿,益气活血,通络止痛。

处方:独活寄生汤加麻黄。麻黄15g,怀牛膝15～30g,桂枝9～12g,细辛4～6g,秦艽12～15g,独活18～30g,女贞子10～20g,党参15～30g,茯苓15～30g,当归15～30g,川芎12～20g,熟地黄12～30g,白芍30～45g,生姜10～20g,伸筋草15g,炙甘草10～15g。

下肢麻、酸加白芥子10g,威灵仙12g;下肢重、胀加木瓜30g;腰痛剧烈加醋延胡索20g,土鳖虫12g,川续断20g。

用法：水煎服，每日 2～3 次，饭后服用。

3. 颈肩综合征疼痛

处方：葛根汤加味。桂枝 10～15g，白芍 30～45g，麻黄 9～15g，葛根 30～60g，炙甘草 10～15g，生姜 10～15g，大枣 10～15 枚。

肩部疼痛加片姜黄 15～20g，鸡血藤 30～60g；上肢麻木加桑枝 15～20g，伴有背部疼痛加防风 10～15g。

（二）麻黄治遗尿

一般的遗尿除神经性尿频外，都是源于肾虚，肾气不足，固摄无力导致。

症见：尿急不痛，努力自出，睡中尿床，有时伴腰酸。舌淡苔白，脉沉细弱。

治法：温补肾气，缩尿止遗。

处方：益智仁 30g，覆盆子 15g，金樱子 15g，菟丝子 15g，五味子 10g，莲须 10g，盐杜仲 15g，山药 30g，炒鸡内金 10g，桑螵蛸 15g，党参 15g，炙黄芪 15g，麻黄 10g。

用法：水煎内服，每日 2 次，早晚分服。

备注：该方是恩师王幸福的自拟方，在此引用主要说明麻黄的多个作用。

另外大剂量的麻黄可以止汗。笔者常用清代名医陈士铎的温泉饮或合桑螵蛸散治疗遗尿，效果也比较理想。

按：神经性尿频中的神经就是中医学所说的情志病，要从肝论治，佐以肺、脾、肾、三焦同调。《素问·灵兰秘典论》记载："三焦者，决渎之官，水道出焉。膀胱者，州都之官，津液藏焉，气化则能出焉。"

神经性尿频是指非感染性尿频、尿急，尿意无法忍住，听水流声也会禁不住小便，睡眠后无尿频，排尿次数从 5～6 次增加到 20～30 次。主要病因是三焦决渎失调，膀胱气化失司。

程吉德医生曾用小柴胡汤合五苓散治愈过该病，处方如下。

处方：柴胡 10g，黄芩 10g，半夏 10g，党参 10g，猪苓 10g，茯苓 10g，泽泻 10g，白术 10g，桂枝 9g，生姜 10g，大枣 3 枚，炙甘草 6g。

用法：水煎早晚分服，每日 2 次。6 剂治愈。

（三）麻黄与清热解毒药的配伍意义

麻黄连翘赤小豆汤出自《伤寒论》，药物组成：麻黄 5～20g，连翘 10～15g，赤小豆 30～50g，生梓白皮 15～25g，杏仁 10～20g，甘草 10～15g，大枣 5～12 枚，生姜 10g。

用法：水煎，分 3 次温服。用雨后积水煎药更好，生梓白皮多用桑白皮代之。

症见：身目黄或发疹身痒，发热，恶寒无汗，小便不利，舌红苔腻，脉浮。

《黄帝内经》有开鬼门和洁净府之说，开鬼门也就是湿热邪从汗而发，代表方剂麻黄连翘赤小豆汤；洁净府就是从下而利其湿于小便，代表方剂茵陈蒿汤。临床可用于急性黄疸型肝炎、荨麻疹、皮肤瘙痒及小儿肾炎。

本节主要讲该方的另一种用法，那就是治疗大家常见的酒渣鼻。酒渣鼻是由于肺经郁热，脾胃积热引起的。

治法：发散风热，清热利湿。

组方：麻黄 10g，连翘 15g，甘草 15g，鲜姜 10g，赤小豆 30g，桑白皮 30g，杏仁 20g，大枣 6 枚。

用法：麻黄先煎去沫，同其他药一起煎，早晚温服。

既然有脾胃积热，那么该方的力度就有些差了，临床治疗酒渣鼻需要合以泻黄散。单用麻黄连翘赤小豆汤治愈率在 30% 左右。

九、首乌藤

别名：夜交藤。味甘，性平。

功效：养心安神、养血通络。

主治：阴虚血少、虚烦失眠、周身酸痛、皮肤瘙痒等。

在治疗失眠中的传统方剂有**甲乙归脏汤、夜交藤汤**。

甲乙归脏汤组成：首乌藤，珍珠母，龙齿，柴胡，薄荷，生地黄，当归，白芍，丹参，柏子仁，合欢花，沉香，红枣。该方主治彻夜不寐。

夜交藤汤出自《红斑狼疮中医临床研究》。组成：首乌藤，金雀根，萆草。治疗失眠，多梦，早醒。

用量：药典用量9～15g，临床常用剂量15～30g，最大剂量30～60g。

现代药理研究：首乌藤有镇静催眠，止痒的作用。

首乌藤治失眠大家都知道，本节主要讲述该药在皮肤病中的运用。《本草纲目》在何首乌条目后还有一句话："茎叶主治风疮疥癣作痒，煎汤洗浴甚效。"首乌藤治疗皮肤病的作用我深有体会，有一则病例和大家分享如下。

多年来我们治疗皮肤病极少使用外用药，最多煎汤外洗。2015年8月，山西省太原市某烟草公司的一位患者，男，46岁，经人介绍来门诊医治。该患者颈部两侧各有一片直径约5cm的癣，皮肤组织增厚，表皮有白色皮屑，但不多。患者主诉患处特别痒，反复发作五六年，用过不少药膏，最终都无效。目测是牛皮癣（神经性皮炎）。

在此我顺便和大家探讨一下中西医的病名问题。西医描述的神经性皮炎就是中医的牛皮癣，那么我们平常说的牛皮癣是什么病呢？白疕病，也叫银屑病，因其表皮有银白色皮屑而得名。

言归正传，继续说这位患者的神经性皮炎，患处皮肤组织增厚，基底潮红，表皮白色，略有开裂。观其舌红苔干少津，脉象正常。

病机：阴虚血热，血热生风，发于督脉。

治法：滋阴清热，凉血活血。

当时我就想到一个成方，凉血活血汤是朱仁康老师拟的治疗牛皮癣的方子，也称白疕一号。

处方：丹参 20g，赤芍 15g，生地黄 30g，白茅根 50g，鸡血藤 30g，槐花 30g，紫草 15g，白鲜皮 15g，甘草 15g。

用法：7 剂，水煎早晚温服。

9 月初，患者二诊，主诉皮损减轻，但仍瘙痒难忍。我仔细观察，表面看起来并没有恢复，可能患者碍于面子说有点效果。其实我们知道，多年的皮肤病用 7 剂药并不能痊愈，有点效果就不错了。继续服药，我在原方基础上加首乌藤 50g，并开了外洗方：荆芥、野菊花、银花、首乌藤、地骨皮。7 剂。每日 3～4 次热敷外洗。

9 月下旬，患者三诊，进门就问自己还用不用继续吃药。我当时没有认出来，就问他是什么病。他说神经性皮炎。当时我对他的问话感到奇怪，心想难道是没有效果，患者不愿意再吃药了？我说先看看再说吧，根据病情来规划治疗的时间。他说已经好了！然后就低头让我看。我仔细观察，发现患处果然看不出来了。我问他怎么好的？他说一边服用中药，一边使用外洗药就好了。今天过来是因为担心复发，问用不用巩固一下。我半天没缓过神来！中药内服加外洗 7 天，牛皮癣就好了，这么快？我又询问他有没有用其他药膏。确定没有后，又开了 7 剂药让患者巩固。

我找出以前的方子看了又看，反复思考，认为是首乌藤发挥了很大功效。神经性皮炎，可能与神经有关，首乌藤可以镇静安神，而且本身可以止痒，特别是夜间瘙痒难耐。临床中遇到，大家可以一试该方，也有的同行加龙骨、牡蛎，想必也是如此。

凉血活血汤原方：丹参 20g，赤芍 15g，生地黄 30g，白茅根 50g，鸡血藤

30g，槐花 30g，紫草 15g。

为方便记忆，方歌为单身（丹参）吃（赤芍）鸡（鸡血藤）毛（白茅根）生（生地黄）孩（槐花）子（紫草）。

经此奇效后，再遇到神经性皮炎，我基本上以凉血活血汤方加白鲜皮、首乌藤治疗，疗效甚佳。

十、白僵蚕

性味归经：咸、辛，平。归肝、肺经。

功效：息风止痉，祛风止痛，止痒，化痰散结。

主治：用于惊风抽搐，口眼㖞斜，头痛目赤，咽喉肿痛，风疹瘙痒，瘰疬痰核。其功效应用参考如下。

1. 白僵蚕咸辛平，息风止痉，兼能化痰。用于肝风内动或挟痰热所致惊风抽搐，可与全蝎、天麻、胆南星等同用。用于脾虚久泻，慢惊抽搐，可与党参、白术、天麻等同用，如醒脾散。用于中风，口眼㖞斜，常与全蝎、白芥子同用，即牵正散。

2. 白僵蚕味辛，能疏散肝风，以祛风止痛。用于肝经风热，头痛目赤，常与荆芥同用。用于风热咽喉肿痛、声音嘶哑，可与防风、桔梗、甘草等同用。

3. 白僵蚕有祛风止痒作用。用于风疹瘙痒，多与蝉蜕、薄荷等同用。

4. 白僵蚕味咸，能化痰散结。用于痰气互结的瘰疬痰核，常与夏枯草、玄参、浙贝母等同用。

用法：散风热宜生用，一般多炒制用。

用量：3～10g，散剂每服 1.5g。

《名医别录》记载："女子崩中赤白，产后余痛，灭诸疮瘢痕。"表明白僵蚕具有治疗妇科疾病，美容祛斑的功能。消斑汤方内服外用均以白僵蚕祛风解毒，通络消斑为主药，再辅以滋肾疏肝，活血化瘀之药，故能取得良好的疗效。

（一）白僵蚕治疗黄褐斑

黄褐斑是发生于面部的一种色素沉着性皮肤病，以育龄女性多见，多与妇科疾病及内分泌失调有关，与中医文献记载的"黧黑斑""面暗"等相似。中医学认为与血瘀、肝郁、肾虚关系极为密切。笔者重用白僵蚕为主药自拟消斑汤及外敷方治疗黄褐斑多例，取得了显著的疗效。

治疗方法：内服药每日 1 剂，分 3 次温服，30 天为 1 个疗程，外敷药隔日 1 次。

1. 内服药：白僵蚕 15g，白芷 12g，当归 10g，川芎 10g，牡丹皮 10g，红花 6g，柴胡 10g，白术 12g，茯苓 12g，生地黄、熟地黄各 10g，怀山药 12g，淫羊藿 10g，山楂 12g，生甘草 3g。

2. 外敷药：白僵蚕 15g，白芷 15g，白术 12g，山奈 15g，红花 6g，珍珠粉 3g。上药碾细粉，用牛奶适量加花生米大小的蜂蜜将药粉调成糊状在清洁面部后敷上，30 分钟后洗净即可，隔日 1 次。

十一、牛蒡子

牛蒡子辛苦寒，归肺、肝、胃经，其疏散风热，解毒透疹，利咽消肿之功，尽为人知，但其作用远不止此。通过近年来临床体验发现，牛蒡子别有妙用，略述如下。

（一）散瘀滞，壮腰膝

《用药法象》云："利凝滞腰膝之气是也。"甄权亦云："利腰脚。"由此可见，《外科全生集》立"阳和解凝膏"温经行阳，行气活血，祛风散寒，化痰通络以治疮疡阴疽、乳癖，以牛蒡子根茎叶（鲜者）1.5kg 入药，确属高明之举。盖牛蒡子味辛质润，是辛香通络，辛柔和血，宣痹散结之妙品，其苦寒之性入血分而属肝象，兼之质润味辛，当属通络散结之润剂，用于阴疽漫肿，乳癖不消，骨质增生，糖尿病足，坐骨神经痛以及硬皮病，多有显效。我曾治一糖尿病足患者，患者糖尿病已7年余，近2年来脚部疼痛难忍，活动后减轻，以致夜不能寐（每夜只能睡1～2小时），近期足大趾出现如大豆黑斑。

处方：熟附子30g，丹参30g，细辛45g，牛蒡子40g，豨莶草60g，炙麻黄20g，白芥子30g，紫草30g，制马钱子8g，山慈菇24g，毛冬青30g，制乳香、制没药各20g，刘寄奴24g，皂角刺30g，生甘草30g。煎汤外洗，目前已能睡6～8小时，大趾黑斑已除。骨质增生患者无论是颈腰部还是膝部，用下方醋拌、酒蒸、外熨皆效（蔓荆子60g，大青叶60g，白芷60g，川续断60g，牛蒡子60g，独活60g，透骨草60g，羌活60g，刘寄奴60g，红花90g，芙蓉叶90g，血竭40g，甘草40g）。

王幸福老师研究发现牛蒡子是治疗脑瘤，消除头部痰核的要药。

（二）通利二便

《本草正义》记载："凡肺郁之邪，宜于透达，而不宜于抑降者，如麻疹初起犹未发泄，早投清降，则恒有遏抑气机，反致内陷之虞，惟牛蒡则清泻之中，自能透发，且温热之病，大便自通，亦可少杀其势，故牛蒡最为麻疹专药。"《食疗本草》又记载："通利小便。"由此可见，牛蒡子具有通利二便之功。盖牛蒡子辛香入络，开启肺窍，而高原水治，水道通调；子质富含油脂，润肠通便，多用于上焦气滞而引起的二便不通，加之苦寒入血，清血分之毒热，兼有散瘀通络之功，则多用于急慢性肾炎，尤其是慢性肾炎因罹患感冒而引起的浮肿，小便不利，大便不爽。

牛蒡子配伍其他药物，可用于老年虚性便秘。我曾治一例慢性肾炎因罹患感冒而急性发作者，表现为咽红肿痛，面部及下肢浮肿，大便不爽，小便时带血而短涩，脉细数，舌苔黄质红。

处方：夏枯草20g，土茯苓30g，牛蒡子24g，紫草15g，泽兰叶20g，小蓟 30g，白茅根 30g，益母草 30g，车前子 15g，丹参 30g，玉米须 30g，生地黄 30g，当归 24g，生甘草 15g。

服药 10 剂后，诸症消失，之后服用健脾益肾，活血通络之剂调理，病情稳定。

（三）祛风止痒

《用药法象》记载："治风湿隐疹。"《珍珠囊》记载："去皮肤风。"由此可见，牛蒡子是一味祛风除湿止痒良药。《古今录验》载其"用牛蒡子（炒）浮萍各等分，入薄荷煎汤服二钱，日二次"治疗风湿隐疹。《外科正宗》载消风散用于治疗湿疹，接触性皮炎，牛皮癣等，可见二贤皆为善用牛蒡子者。盖牛蒡子辛寒入气分，疏风散热，清气分之热邪，透热达表；苦寒入血分，清血分之热毒，化气分之湿滞，兼之活血通络，则血和风息。牛蒡子通利二便，则湿热毒邪从二便而消，不失为活血祛风、除湿止痒之佳品。临床常宗《外科正宗》消风散加减治疗皮肤病属风热或湿热者，每获佳效。

（四）凉血散结

牛蒡子具有清热之功，故多用于疮疡初期。如《东垣试效方》中载普济消毒饮，方中用牛蒡子，尤多用于乳痈初中期；如《医宗金鉴》载瓜蒌牛蒡汤，宜用于乳疽、乳痈；清代"三张"之一的张锡纯可谓善用牛蒡子者，其用牛蒡子不但用于外伤咳嗽，亦用于内伤久嗽，其中"牛蒡子与山药并用"，并载"燮理汤"用于治痢，可谓高见。其方用于下痢赤白，腹痛，里急后重，数日不已，方中牛蒡子"取其能通大便，自大便以泻寒火之凝结。"由此不难看出，历代医家对牛蒡子有一种误解，认为其为疏风散热，清热解毒之品，实则不然。牛蒡子用于疮疡初起，乳痈初中期，痢疾久而不愈，实赖于其清热解毒，凉血散结之功。《灵枢·痈疽》云："寒邪客于经络之中，则血泣，血泣则不通，不通则卫气归之，不得复返，故痈肿，寒气化为热，热胜则腐肉，肉腐则为脓。"由此可见，血瘀、热毒乃是疮疡形成的两大要素，因此清热解毒，凉血散结，便是治疗疮疡的两大重要法门。牛蒡子除具有以上两种特性外，更兼通利二便，因此不失为疡科要药，广泛用于疮疖疔毒、痈疽漫肿，乳痈、肠痈、急慢性痢疾，而随手见效。（摘自靳瑞英《牛蒡子的临床应用》）

单味药不同剂量的不同功效

曾听到过一位德高望重的老中医告知："中医不传之秘在于药量"，同一种中药，用量不同，作用不同，甚至可以起到完全相反的作用，同时个体不同，剂量也会不同。

生黄芪：30g 以上补气不助火，降压效果好；30g 以下升阳助火。

生杜仲：30g 以上治腰痛奇效，不效则加至 60～90g。

萆薢、土茯苓：30g 以上消除蛋白尿。

沙参：30g 以上补气，小剂量则可滑肠。

薏苡仁：30g 以上治关节痛。

茜草：30g 以上治口疮。

莱菔子、槐花：30g 以上降压。

黄芪：其利尿作用在 20g 以内明显，30g 以上就趋向抑制；其对血压影响，15g 以内可升高血压，35g 以上反而降压。气虚时，用炙黄芪；无气虚，则用生黄芪。

柴胡：在小柴胡汤中为君药，用量大于其他药一倍有余（透邪外出），而在逍遥散中为臣药，用量与各药相等（疏肝解郁），在补中益气汤中为佐药，用量极小（升举清阳）。

白术：常用量能健脾止泻；大剂量用至 30～60g，则能益气通便。

红花：少用可养血，稍多则活血，再多则能破血。

薄荷：用 3g 以疏达肝木，用至 15g 以发散风热，清利头目。

桂枝：用量不足 5g，取其温通阳气，增加膀胱气化功能的作用；用至 10g，则温经散寒，解肌发表，以祛除在表之风邪。

川芎：小剂量可使子宫收缩加强，大剂量反而麻痹子宫。

枳实：小剂量能使心脏兴奋，大剂量使之抑制。

山茱萸：固脱 3 两（90g）见功，必与参附搭配。

中医治病的根本不是病，而是人，根据每个个体的差异不同，用药剂量也会不同，中医不传之秘之几十种中药不同剂量用法如下。

石膏清气，一日可至 600g，关键要识证。

生地黄凉营，极量 800g。

酸枣仁安眠，最大 180g。

丹参大剂量可以治疗失眠。

人参（家种）强心，救急 30g。

大黄排泄尿毒，可用 30g。

麻黄顿止暴喘，30g 分服。

茯苓渗顽水 500g。

猪苓消浮肿 120g。

土茯苓解毒 240g。

赤芍疗急黄 120g 起。

芦根降温 120g 无虑。

葛根降糖 3 两无毒。

桔梗治咽 1 两安全。

鱼腥草拌凉菜。

薤白可当小菜。

乌头、附子用至 15g 时，必须先煎 4 小时左右；用至 30g 必须先煎 8 小时左右；经过蒸制的就不必煎这么久了，用时逐渐加大到 30g 为宜，得效后宜逐渐减量。

超过 30g 的超大剂量没有经验最好不要去用，一不小心可能会导致死亡。乌头止痛，8 两（240g）口麻欲吐，效毒两刃。

川芎用于外感头痛，用量宜轻，最多不超过 4g；用于高血压肝阳头痛，用量宜重，习用 9～12g；用于瘀血头痛，宜重剂量，可用至 30～40g。历代医家认为川芎是治疗头痛之要药，前人有谓"头痛必用川芎"。然头痛病因殊多，川芎性味辛温，功效活血行气、祛风止痛，临床常用王清任血府逐瘀汤治疗血瘀头痛，方中川芎常重用 15～30g。清代陈士铎《辨证录》散偏汤治偏头痛，疗效明显，方中亦重用川芎，用量达 30g，若减少川芎的用量，则疗效不佳。若用川芎治高血压头痛时，亦应大剂量使用，可用 10～15g。无论是高血压还是低血压引起的头痛，只要是血中有滞，大胆使用川芎，不但止痛效果良好，同时对血压也有相应的调节作用。川芎引经少阳胜于柴胡，用量不宜多，一般在 4.5～6g；治疗顽固性头痛时，剂量宜大，有效量在 30g 以上，最多可用至 45g，配伍得当立竿见影。

据近代药理研究认为，大剂量使用川芎能降低血压，小剂量使用能使血压上升。有人认为川芎辛温香窜，上行头目，高血压患者宜慎用。但中医学认为本品有上行头目，下行血海的双向性作用。川芎 15g，桑叶 45g，这样的剂量与配伍治疗血管性头痛有奇效。

穿山龙，味苦，性平，对细胞免疫和体液免疫均有调节作用，近年来成为治疗风湿类疾病的妙药。根据《中华本草》谓其干品用量为 6～9g，《中草药手册》多为 15g，少数达 30g，东北地区常用量也为 15～30g。但根据朱良春经验，若要取得较好的疗效，其用量须 40～50g，30g 以下收效不明显。

黄连最苦，然为治糖尿病的特效药。通常剂量为每日 30g，配干姜以防伤胃；而治疗糖尿病酮症酸中毒，每日剂量多达 120g，降糖迅速。

益母草调经用 10～15g。据朱良春观察，益母草的利尿作用，每日用到 30～45g 尚不见效，须加至 60～75g，始奏明显之效，90～120g 时其效更佳，常用以治疗急性肾炎之尿少、浮肿之候，一剂知，二剂已。

代赭石用 9～18g 有镇胃降气、止呕止噫之功，适用于胃气虚弱的呕吐、呕逆、噫气、胃脘满实等。24～30g 用于治疗实证气喘及肝阳上亢所致头晕、目眩等。

大黄 1～5g 有致泻作用。其致泻成分为结合性大黄酸蒽酮 - 番泻苷 A、B、C，主要为番泻苷 A。3～6g 可止泻，9～15g 可泻下。**大黄粉** 0.3g 以下有止泻作用。其机制为大黄鞣酸的收敛作用掩盖了含量甚少的致泻成分的作用。鞣质的 D- 儿茶素抑制大肠内细菌生成酶，阻断吲哚类的产生而止泻。

茯苓，研究结果发现，在 25g 以下无明显利尿作用，至少达 30g 才有利尿作用，100g 时利尿作用最强。

附子 1 枚，治疗阳虚；2～3 枚，祛风湿、止痛（《伤寒论》记载 1 枚炮附子的重量约 12g）。制附子 120～300g，水煎 3～5 小时有甘温补脾肾之阳，温补中下焦元阳之气，无辛燥热之弊。

蝉蜕常用量为 5～6g，治破伤风时需用 25～30g。

半夏止呕、除湿 10～15g，开胃 15～30g，安神大于 30g。小剂量 6g 降逆和胃，中剂量 15g 化痰开结，大剂量 30～60g（宜姜半夏 30g，生姜 30g 开始使用，逐渐加量至 60g）可镇静止痛。

浙贝母 9～15g，有清肺热、润肺燥、清热化痰之功。用于外感及内热咳嗽。18～30g 有解毒散结之功，用于治疗肺痈、乳痈、瘰疬、发背及一切痈疡肿毒。

白果，定喘汤白果用量在 21 枚（约为 25g）。动物实验证实，定喘汤中白果重用的定喘效果优于常规剂量。

艾叶常用量能温经止血，大剂量可使肝细胞损害，出现中毒性肝炎。3～5g 可开胃，8g 左右温经止血、止痛，大量则引起胃肠道炎症。**槟榔**用以消积、行气、利水，常用剂量为 6～15g；用以杀姜片虫、绦虫时，须用到 60～120g。

许公岩对积湿为病以**苍术、麻黄**二药为主，两药用量配伍不同其作用有异：两药相等，剂量是 10g∶10g，临床常见能发大汗；苍术倍于麻黄则小发汗；苍术三倍于麻黄，剂量是 18g：6g，常用于尿量增多，有利尿之作用；苍术四倍于麻黄，剂量是 12g：3g，常用于无明显之汗利，而湿邪能自化。

药物的疗效，关键在于药物之间的比例，并非药量越大，疗效越好。当归功效补血活血，适用于血虚血瘀诸证。然而当归在复方中，小剂量应用则补血，大剂量应用则活血。如当归补血汤即由黄芪 30g，当归 6g 组成，后世在应用补血的总方四物汤时，当归用量也不超过 10g；归脾汤、八珍汤中，当归的用量仅 3g。而具有清热解毒，活血止痛作用，治疗脱疽的四妙勇安汤中，当归的用量达 60g，主要是取其活血止痛；治女性产后瘀血内阻导致恶露不行，小腹疼痛的生化汤中，当归的用量为 24g，也取其活血止痛，祛瘀生新之效能。再如治妇人胎前产后气郁血瘀诸疾的佛手散，当归用 2～3 两，乃取其活血之用，使瘀去新生、血有所归。由此可见，当归用于活血，剂量宜大，可用至 15g 以上。前人谓其气味俱厚，行则有余，守则不足，故重用则行血之力更甚。若用于补血，剂量宜轻，3～9g 即可。血虚者每致阴虚，阴虚则生虚热，当归气味辛温而主动，重用则每致动血。切不可重用，否则适得其反，服后患者口干、烦躁、失眠、头晕更剧，甚则鼻衄。

苍耳子少量则轻而上至巅顶，重用则通下走足膝。**细辛**治疗风寒表证的剂量一般用 3g，最多不超过 9g。而当用细辛治疗各类痛证时，用量常常超大，有时用至 30g，甚至更大。所以，当风寒表证时用超大剂量的细辛，不仅于证无益，还会引起不良反应；相反，如果要发挥细辛的镇痛作用，而用常用剂量，无疑是杯水车薪，于痛无济。

薏苡仁系药食两用中药，其常用剂量的上限为 30g，而临床上有经验的医师用该药治疗风湿、腰腿痛等病症时，用量达 45～90g。

夏枯草的常用剂量的上限是 15g，而临床以该药治疗病程较长的甲状腺瘤时，用量一般都超过 30g。

三棱为破血行气之药，常用剂量的上限为 9g，但临床上以该药配合其他中药主治各类晚期恶性肿瘤病时，其每日用量达到 45～75g，相当于权威规定剂量上限的 5～8.33 倍。

当代名医方药中教授深得《金匮要略》用升麻之真谛，临床重用升麻治疗病毒性肝炎，也是取其解毒之偏性。《中国药典》中规定黄芩的每日剂量为 3～9g，而《千金翼方》中以单味黄芩治疗淋、下血诸症，黄芩的剂量为每日 4 两，折合公制为 57.68g，显然已大大超出黄芩权威规定剂量的上限，每日 30～45g。

人参的常用剂量是 3～9g，当用于脱证时，其用量高达 30g 以上。

附：中药超大剂量应用的注意事项

中药的超大剂量应用属于临床中药学研究范畴的内容，这方面的研究目前还是刚刚起步，许多内容还是未知数。目前尚不能明确地回答每味中药在什么条件下需要应用超大剂量，剂量超出权威规定剂量上限多少时最适宜，超大剂量应用中药是否对机体有潜在的不良反应等问题。支持中药超大剂量应用的主要依据仍然是古代及现代医家的临床用药经验，现代中药药理、毒理学研究的结论尚未反馈用于临床指导中药的超大剂量应用。在目前情况下，对中药的超大剂量应用应持谨慎态度。具体应用时，必须注意下列有关事项。

第一，适应证要准确。中药的超大剂量应用都有相应的适应证。超大剂量用药，适应证一定要准确，否则，会出现两种结局：一是药重病轻，二是药轻病重。例如，中药细辛治疗风寒表证的剂量一般用 3g，最多不超过 9g；而当用细辛治疗各类痛证时，用量常常超大，有时用至 30g，甚至更大。所以，当风寒表证时用超大剂量的细辛，不仅于证无益，还会引起不良反应；相反，如果要发挥细辛的镇痛作用，而用常用剂量，无疑是杯水车薪，于痛无济。

第二，剂量递增原则。剂量递增原则是有毒中药应用的重要原则，这一原则同样适用于中药的超大剂量应用。特别是在经验不足时更应遵循这一原则，避免盲目使用超大剂量而引起不良反应。个体之间的差异性决定了用中药超大剂量时必须做到剂量递增，切忌生搬硬套，以防剂量大到不可思议的地步。

第三，严格炮制、制剂规范。许多中药在超大剂量应用时，在炮制、煎药和制剂技术上有比较严格的规定，这方面的经验比较成熟，应用时应该严格遵守。附子、乌头类中药超大剂量应用时，特别强调先煎、久煎，以煎煮至不麻口为标准。现代药物化学、药理研究结果证明，严格炮制、制剂规范是非常必要和合理的，它能够保证在不影响药效的前提下，有效地降低这类中药的毒性。

第四，特异性的配伍。从古籍和名老中医超大剂量应用中药的经验中，我们还可以发现某些中药超大剂量应用时，常有一些比较特定的配伍关系。如半夏配生姜、甘草；马钱子配甘草等。其目的是防止和减少超大剂量用药可能引起的不良反应。临床应用时必须严格遵循。

第五，了解中药的毒性及解救措施。在超大剂量应用中药时，应对各种中药的不良反应有一个比较系统的了解，特别是与剂量密切相关的毒性及不良反应。同时，还应该熟悉传统和现代一些中毒解救措施，做到心中有数，防患于未然。

药物在治疗中的最佳配伍

中医学以一味药为单位使用的称"单味药",以两味为单位使用的称"对药",以三味为单位使用的称"角药"。

处方上经常将两种以上的药物,有意识地合用以增强疗效,俗称药对。这种药物的配伍,并不是随便凑合的,主要是来自于前人的经验积累。**医家秦伯未曾概括有三种配伍情况**:①取性质和功效类似的药物同用,起协同和加强功效的作用;②用两种相对的性质和不同气味、不同功效的药物配合,在相反相成中取得另一种新的效果;③以两种药物相辅而行,互相发挥其特长,从而增强其作用。掌握经验药对以及一些小品古方,能够在处方时执简驭繁,提高疗效,适应复杂病症的需要。前人总结的药对甚多,不胜枚举。

临床常用经验药对简述如下。

黄连、吴茱萸:即左金丸,辛开苦降;用于肝胃郁热,吞酸嘈杂。

黄连、木香:即香连丸,清肠化湿行气;用于肠腑湿热或赤白痢疾。

葛根、升麻:鼓舞脾气,升发清阳;用于脾虚久泻。

橘皮、竹茹:清胃降逆,用于胃热呕逆。

苍术、厚朴:苦温燥湿,用于湿阻中焦,腹胀、苔白腻。

木香、砂仁:理气醒脾,用于胃气不和,脘痞腹胀,纳差。

陈皮、半夏:化痰和胃,用于痰浊阻滞,胃气失和。

旋覆花、海蛤粉:化痰散结,用于气滞痰结之痰喘咳逆,可降气逆,化老痰。

干姜、五味子：温化水饮，敛肺止咳；用于水饮内停之咳喘证。

旋覆花、代赭石：降逆化痰，用于痰阻气逆，心下痞硬或反胃呕逆。

蒲黄、五灵脂：即失笑散，活血祛瘀；用于血瘀的心腹刺痛或妇人少腹作痛。

川楝子、延胡索：即金铃子散，疏肝泄热，行气止痛；用于胸胁疼痛偏于郁热者。

五灵脂、九香虫：化瘀行气，用于气血瘀滞，脘腹刺痛作胀。

丁香、肉桂：即丁桂散，温中助阳；用于阴寒气滞，脘腹冷痛。多研末调服或外敷脐眼。

乳香、没药：即海浮散，活血止痛、生肌；用于气血凝滞，脘腹疼痛，外用拔毒收口生肌。

高良姜、香附：即良附丸，温胃散寒行气；用于肝胃气痛偏于寒者。

补骨脂、肉豆蔻：即二神丸，温肾暖脾；用于脾肾虚寒之泄泻。

制附片、炮姜炭：温振脾阳，用于脾胃虚寒之久泻。

赤石脂、禹余粮：即赤石脂禹余粮丸，温中固涩；用于久泻滑脱不禁。

乌梅、黄连：即连梅汤，泄热生津；用于泻痢津伤口渴。

木香、槟榔：行气导滞，用于肠腑积滞未净，腹部胀痛，大便不畅。

柴胡、升麻：升阳举陷，为脾胃引经要药；用于中气下陷，气短乏力，脏器下垂，脱肛等。

香附、乌药：即青囊丸，疏肝理气；用于肝胃气滞，脘胁胀痛。

大腹皮、马鞭草：利水渗湿；用于腹水胀满、小便短少。

三七、白及：止血，常用于消化道出血，多研末吞服。

侧柏叶、地榆炭：止血，多用于消化道便血。

葛花、枳椇子：解酒毒，用于肠胃不和，湿热内蕴，肝脾两伤。

川楝子、小茴香：疏利厥少，用于少腹疼痛、寒疝等，寒甚加肉桂、吴茱萸，痛甚加白芍、乌药。

红花、降香：化瘀和络，用于久痛入络，胸胁刺痛。

吴茱萸、生姜：温胃止呕，用于胃寒呕恶，泛吐清水。

瓜蒌、薤白：通阳泄浊，用于痰浊内阻，胸痛脘痞，苔白腻。

丁香、柿蒂：降逆止呃，用于胃寒气逆，呃逆不已。

白术、枳实：即枳术丸，健脾消痞；用于脾虚气滞，脘腹痞满。

黄连、苏叶：即黄连苏叶汤，清热和胃；用于胃热呕吐。

枇杷叶、竹茹：泄热降逆止呕，用于胃热呕逆。

乌药、百合：即百合汤，顺气养胃；用于胃脘疼痛，常法不缓。

桔梗、枳壳：即桔梗散，疏调气机；用于脾胃升降失调，气机不畅之胸闷脘胀。

枳实、槟榔：降气除满，用于肠腑气不下行，腹胀便难。

瓜蒌仁、火麻仁：润肠通便，用于肠腑燥结，大便不畅。

决明子、瓜蒌仁：润肠通便，用于大便秘结，或血脂、血压偏高者。

五灵脂、牵牛子（黑丑）：即灵丑散，消积化滞；用于痰瘀交阻，腹胀坠痛，便闭不爽。

大黄、附子：温通寒积，用于里寒积滞，便秘腹痛；或肠腑寒积未尽，久痢不愈。

干姜、黄连：辛开苦降，用于寒热错杂，胃脘痞满、嘈杂吞酸。

藿香、佩兰：芳香化湿，用于湿浊中阻，胸闷脘痞，口中甜腻。

黄芩、藿香：清热化湿，用于胃中湿热，口气臭秽。

白头翁、秦皮：清肠化湿，用于下痢赤多白少。

三棱、莪术：消癥散结，用于癥积肿块。

桃仁、红花：活血化瘀，用于瘀血诸证。

桂枝、白芍：即桂枝汤，解肌发表，调和营卫，温中缓急；用于太阳中风证，营卫不和，自汗恶风，中虚胃痛。

当归、白芍：养血和血，用于肝血虚之胁痛。前人养血、和血专取归芍二味。

牡丹皮、山栀：清肝热之要药，用于肝经郁热，烦热、口苦。

桑叶、牡丹皮：清热平肝，用于肝阳升于上，气火偏旺之头目胀痛。

柴胡、白芍：疏肝柔敛，用于肝失疏泄，胸胁胀痛。

桑叶、菊花：清肝明目，用于肝热头昏目眩。

枸杞子、菊花：滋阴平肝，用于阴虚阳亢，头眩、目涩。

黑芝麻、桑叶：即桑麻丸，养肝明目；用于肝阴不足，眼目昏花。

炙鳖甲、生牡蛎：软坚散结，用于肝脾肿大。

僵蚕、浙贝母：化痰散结，用于痰核、瘰疬。

蒲公英、垂盆草：清热解毒，用于肝热者。

远志、茯神：宁心安神，用于少寐多梦。

黄芪、当归：即当归补血汤，补气生血；用于血虚证。

黄柏、苍术：即二妙丸，清热燥湿。

密蒙花、木贼草：祛风明目，用于迎风流泪。

女贞子、墨旱莲：即二至丸，滋养肝肾；用于肝肾不足，头晕腰酸。

沙参、麦冬：滋阴润燥，用于肺胃阴伤证。

芦根、天花粉：养阴生津，用于津伤口渴。

槐角、地榆：凉血止血，用于痔疮出血。

煨葛根、防风：祛风胜湿，用于脾湿泄泻，肠鸣辘辘。

制附片、肉桂：温阳散寒，用于肾阳不足或阴寒内盛之证。

台乌药、川楝子：疏肝行气，用于厥阴气逆，小腹胀痛。

守宫粉、参三七粉：化瘀散结通膈，用于食道癌、贲门癌，吞咽哽噎。

水蛭、炮山甲：化瘀散结通经，用于肝癌肿块坚硬、胁痛。

蜈蚣、全蝎：解毒止痉活络，用于肺癌骨转移疼痛。

以下是三味药的有效配伍。

生地黄、玄参、麦冬：即增液汤，滋阴养液；用于肠燥便秘，口干舌红。

乌梅、白芍、炙甘草：酸甘化阴，用于胃阴不足，嘈杂灼热，舌红少苔。又配附子理中汤、防风、升麻等治久泄颇效。

檀香、紫丹参、砂仁：即丹参饮，活血行气；用于气血运行不畅，胸胁刺痛。

干姜、香附、紫苏梗：为正气天香散主药，理气温中散寒；用于胃痛或痛经属寒凝气滞者。

肉桂、煨草果、炮姜：散寒燥湿，用于寒湿内阻，腹部冷痛。

紫苏梗、香附、陈皮：即香苏饮，疏肝和胃；用于肝胃不和，胸闷胁痛胃胀。

香附、枳实、青皮：疏肝理气，用于肝气郁结，乳房胀痛。

杏仁、薏苡仁、白蔻仁：即三仁汤，宣化三焦之湿；用于暑湿内蕴，湿重热轻，胸闷苔白。

神曲、山楂、麦芽：焦三仙，消食助运；用于脾胃运化不健，纳呆腹胀。

煨葛根、泽泻、车前草：淡渗利湿，用于湿盛泄泻。

金钱草、海金砂、鸡内金：利胆化石，用于胆道结石。

老熊胆（可用金钱草代替）、玄明粉、广郁金：利胆化石，用于胆石症。按1：2：3剂量比例，研末调服，每剂1.5～2g。

黄芩炭、炒枳壳、秦皮：清肠化湿导滞，用于肠腑湿热积滞，大便夹有黏冻。

大黄、槟榔、玄明粉：行气通腑，用于肠梗阻腹痛，拒按，大便不通。

竹茹、胆星、黄芩：清热化痰，用于痰热内阻，痰多呕逆，舌苔黄腻。

萆薢、茯苓、车前子：利水渗湿，分清泌浊，用于小便混浊。

炙乌梅、白扁豆、淮山药：健脾酸收，用于脾阴不足，便溏舌红口干。

乌梅、槟榔、苦楝皮：驱蛔，用于胆蛔腹痛。

川续断、杜仲、狗脊：补肾强腰，用于肾虚腰膝酸痛。

鹿角胶、狗脊、桂枝：温通督脉，用于肾虚寒凝，脊背中痛。

旋覆花、红花、丝瓜络：理气化痰，活血通络；用于痰瘀阻滞之胸胁疼痛。

麻黄、细辛、附子：即麻附细辛汤，温经散寒；用于一切下焦阴水寒气，寒疝腹痛，阴水肿盛，或阴寒之邪阻于心脉，心悸、脉沉迟者。

仙鹤草、连翘、何首乌： 此三味为谢海洲老中医治疗血小板减少性紫癜的一组"角药"。谢老认为该病有原发、继发两种，继发者易治，原发者难疗。究其病症，无非阴阳两类；审其病机，不外虚实两端。临证治疗，除辨阴阳，分虚实外，尚需注意标本缓急，一般来说，出血为主者，急当凉血止血以治标；而出血缓解后，则当益气养血滋阴以固本。凉血止血之剂甚多，谢老习用者以犀角地黄汤为最。然犀牛角价昂而难得，故常以水牛角或玳瑁代之，其他如连翘、白茅根、侧柏叶、栀子、连翘、黄芩、黄柏、地榆、茜草等皆可随证加入。益气养血之剂，仍以归脾为佳，而滋阴则常以一贯煎或三才封髓丹加减。其他如玉竹、黄精、龟甲胶、何首乌、大枣、鸡血藤、仙鹤草等均可选用。然上述药物中，仙鹤草、连翘、何首乌三药为必用之品。仙鹤草，性味苦平而涩，功在强壮止血，某些地区称为脱力草，用治脱力劳伤。现代药理研究显示，其所含仙鹤草素有促进凝血的作用，可使凝血时间加快，血小板计数明显增加。连翘苦而微寒，为清热解毒之品，功可消解风热，又为疮家圣药。李东垣谓之"散诸经血结气聚"；朱丹溪云其"除脾胃湿热，治中部血证以为之使"。凉血散血止血作用意在其中，现代药理研究认为其尚含芦丁（即维生素P），能保持毛细血管的抵抗力，降低毛细血管通透性，并有保肝及抗感染之作用。何首乌乃补肝肾益精血之品。《开宝本草》记载："益血气、黑髭鬓、悦颜色，久服长筋骨，益精髓，延年不老"；李时珍谓其为"滋补良药，不寒不燥，功在地黄、天门冬诸药之上"。现代药理研究显示，本品所含卵磷脂为构成神经组织特别是脑髓的主要成分，同时为血细胞及其他细胞膜的重要原料，并能促进血细胞的新生及发育，同中医之养血益精生髓功用相互印证。以上三药对血小板之升高均有促进作用，经临床应用，确有效验。

生地黄、赤芍、牡丹皮： 此三味系中国中医科学院广安门医院著名中医皮肤病专家朱仁康所创的一组"角药"。他说："余治皮肤病，惯用生地黄，药量大（多在 30g 以上），使用范围亦广，常为同道们所瞩目。"

问曰："生地黄首载于《神农本草经》，性味甘苦而寒，有清热凉血，养阴润燥作用，历代沿用至今，您善用此药治疗皮肤病，其理何在？其经验可授之乎？"

朱老答："因考虑到疮疡皮肤病血热所致者颇多，故喜用生地黄作为凉血清热的主药，临床上凡遇血热证者，除重用生地黄外，常与牡丹皮，赤芍二药配伍，收效颇为满意。"

问曰："配牡丹皮、赤芍又有何妙用？"

朱老答："有热当清乃为常法，但热与营血交结，情况就复杂了。虽然《素问·调经论》有'血气者，喜温而恶寒，寒则泣不能流，温则消而去之'之论，但是热乃温之甚，血遇热失其度而妄行，或邪热煎熬营血而滞涩，故在重用生地黄的同时，配牡丹皮、赤芍既可加强凉血清热的作用，又能活血散血，以防火热煎熬，营血瘀滞，此即取叶天士热入血分'恐耗血动血，只需凉血散血'之意。"

朱老这一观点可体现在自拟经验方中。如皮炎汤（生地黄、牡丹皮、赤芍、知母、生石膏、金银花、连翘、淡竹叶、生甘草），功用为清营凉血，泄热化毒，主治药物性皮炎，接触性皮炎。凉血清肺饮（生地黄、牡丹皮、赤芍、生黄芩，知母、生石膏、桑白皮、枇杷叶、生甘草），功用为消肺胃经热，主治痤疮、酒渣鼻。凉血除湿汤（生地黄、牡丹皮、赤芍、忍冬藤、苦参、白鲜皮、地肤子、豨莶草、海桐皮、六一散、二妙丸），功用为凉血清热，除湿止痒，主治丘疹性湿疹等，多能应手而愈。

麻黄、生石膏、怀山药：此三味系原山东中医学院院长刘惠民老中医治疗感冒、流感时应用的一组"角药"。刘老认为，中医所称之伤寒，在多种情况下是一切外感发热性疾病的总称。感冒、流感自应属于这一广义的伤寒范畴中。因此，他对感冒、流感的治疗，多遵循《内经》《难经》，取法《伤寒论》，按六经病症进行辨证，并根据《素问·太阴阳明论》"伤于风者，上先受之"的论述，采用治二阳经病的方法（以治太阳经病为主，根据兼症或应用治少阳或阳明经病的方法），以麻黄汤、桂枝汤、大青龙汤、小青龙汤、麻杏石甘汤、葛根汤、小柴胡汤等方剂为主方，结合临床兼症，化裁应用。主张早期解表，更重表里双解，认为此类疾病早期不仅限于表证，而且多数病例常兼见不同程度的里热。因此，解表清里同时并行，以奏表里双解之效。处方用药除麻黄、桂枝等解表药外，多喜用石膏、知母等清里之药，实践证明，每有良效。然而，刘老在用解表清里重剂的同时，也非常重视脾胃之气，强调脾乃后天之本，为汗液滋生之源，故在应用麻黄、石膏等解表清里药的同时，常配伍山药。山药既可养阴，又可健脾益胃，以防石膏寒凉太过而伤及脾胃，可见该组"角药"是祛邪不伤正，扶正不碍邪，相辅相成，相得益彰。刘老对表里双解法的应用达到了认证精确、胆识过人的境地。

地榆、贯众、白头翁：此三味为山东中医药大学教授张志远治疗崩漏的一组"角药"。崩漏是常见的出血性疾病，临床所见以气虚不摄、血失故道，血热妄行者为多。特别是因于热邪迫血妄行而致的，更属屡见不鲜。处理此症，将重点放在血热妄行这一类型上，根据病情需要，选用具有针对性药物。实践中，既采用历代文献所收录名方，也注重疗效明显的药物，如田三七、蒲黄、小蓟、紫草、墨旱莲、阿胶、生地黄、黄芩、侧柏叶、牡丹皮、鸡冠花、赤芍、茜草等。最富有心得而效果十分彰著者，首推地榆、贯众、白头翁三味，皆为苦寒之品，有凉血作用。《神农本草经》《名医别录》《日华子本草》《本草纲目》，皆言有治崩之力，验之临床，效果确切，在止血方面的区别是地榆味酸偏于收敛；贯众苦寒，侧重清热解毒；白头翁祛瘀生新，兼消积聚。三药配伍，不仅能清热泻火，还有涩以固脱、祛瘀生新、相辅相成的功用。用量可视具体情况而定，一般用 15～30g，最大量可用 50g，每日 1 剂，连服 5 剂，出血若停，减去一半用量，再服 3～5 剂以巩固之。此组"角药"对血热妄行之崩漏，主要是取其凉血作用，不仅治标，也可治本。

鱼腥草、生黄芩、野荞麦根：此三味药是原浙江省中医院院长杨继荪用于治疗痰热咳嗽基本方中的一组"角药"。杨老认为，无论是外感新起之咳嗽，或是新感引动宿痰呈急性发作之咳嗽，皆为表邪不解，邪循经入里，郁而化热，引起咳嗽，痰多，痰黏，痰色白或黄等证。强调痰因热成，重视痰与热之间存在因果关系，结合自己多年的丰富临床经验，形成了一套以清热解毒法为主，治疗痰热咳嗽的基本方。由鱼腥草、黄芩、荞麦根各 30g，桔梗 6g，前胡 9g，浙贝母 12g，杏仁 9g，姜半夏 9g，枇杷叶 9g 组成。该方重用鱼腥草、生黄芩、荞麦根，杨老喜称为"清肺三斧头"，合以桔梗、前胡，一升一降，宣降肺气；浙贝母、杏仁清热化痰，降气止咳；姜半夏、枇杷叶下气化痰，且均有和胃降逆之功。本方以大剂量清热解毒药为君药，其中"黄芩治肺热"是明代医家李时珍的亲身经历体会。《本草纲目》有"因感冒咳既久，遍服诸药，月余益剧，思李东垣治肺热。以一味黄汤泻肺经气分之火，遂用片芩一两水煎顿服。次日身热尽退，咳皆愈"的记载，杨老则在此基础上，增加鱼腥草、野荞麦根各 30g 以清泄肺热，治疗痰热咳嗽，用之皆效。此组"角药"不仅对外感咳嗽疗效显著，对内伤咳嗽，只要予以局部、整体兼顾，在"角药"基础上加味，寒热清补并施，用之亦多能获得明显疗效。（内部资料：浙江省中医药继续教育项目《当代浙江名老中医学术经验和特点》1998 年 1 月）

土茯苓，板蓝根，生甘草：此三味药为湖北中医学院（现湖北中医药大学）朱曾柏教授所创制的"朱民乙肝散"中的一组"角药"。虽然目前中西医对该病尚缺乏特效药，但朱老对乙型肝炎（简称乙肝）的认识，治疗原则，方药的筛选，积累了丰富的经验，在全国中医界有较高的声誉。朱老认为乙肝系湿热疫毒所致，治疗乙肝要求"本"，乙肝的"本"就是乙肝病程中最显露、最突出的症，而症又是病机的核心表现，因此按当时的病机施治也是治"本"，求"本"还应包括因人制宜、因时制宜、因地制宜等因素。另外，还有一个重要问题需要明白，那就是湿热疫毒遏阻中焦，既可见于现代医学所称的慢性 HBV 携带者、非活动性 HBsAg 携带者，乙型肝炎病毒性慢性活动性肝炎、慢性迁延性乙肝，还可见于无症状携带者。其治疗原则是清化湿热疫毒，少佐活血疏肝，方用朱氏乙肝散，方由土茯苓、板蓝根、茵陈、黄芩、丹参、大黄、藿香、白花蛇舌草、半枝莲、甘草组成。方中土茯苓甘、淡、平，无毒，入肝经，是化湿利湿之要药。湿从尿出，湿从水化，湿去热孤，使湿热分消，病毒亦可化解或潜消。现代药理研究表明，土茯苓的粗黄酮类成分有解毒、抗肿瘤、抗脂质过氧化和利尿作用，这些都与中医中药治疗湿热疫毒中阻证并行不悖。板蓝根味苦，是中医历代治疗时行疫病、疫毒内伏血分之要药。本品有较好的解毒、清热、散结之功效，而治疗病毒性疾病和乙肝湿热疫毒中阻证，自应当以主药应用，板蓝根治疗乙肝还有一个特点，即可以单骑独战，单味研末与服（或佐以 1/6 的甘草同用），20 多年来，屡试不爽，故敢为来者言。因此，朱氏乙肝散运用 20 多年，7 次易其方，而土茯苓、板蓝根、甘草三药始终不变。其制方之义，也在于此。（摘自《当代中医大家临床用药经验实录》）

中医思维之异病同治的临床运用

异病同治与同病异治是中医的一般治法，也就是说一个病或一个症可以用多个方或多个思路去治，如釜底抽薪，提壶揭盖治同一个病。反之，一个方子也可以治多个病症，如阳和汤可以治鹤膝风，也可以治乳腺结节、肿块、增生等。如果临床当中掌握了病因病机和方子的作用，这样看病就不太费劲了，笔者把临床中几个异病同治运用的比较好的方子整理出来，供同行学习和运用。

一、黄连阿胶汤的临床应用

《伤寒论》记载黄连阿胶汤治"少阴病，得之二三日以上，心中烦，不得卧"。山田氏云："少阴病得之二三日以上"宜从《肘后方》改作"大病瘥后"四字。"卧"字下当补"者"字（《伤寒论今释》）。《肘后方》载本方治时气瘥后，虚烦不得眠。胸中疼痛，懊憹。《古本康平伤寒论》作"不得卧者"。黄连阿胶汤证多见于热性病的后期或慢性感染性疾病中，以虚性的兴奋失眠为突出表现。这些疾病常常因为体质的消耗和内分泌的失调，从而造成神经精神的亢奋，伤寒家们称之为"少阴热化证"。

（一）注论精选

陆渊雷：黄连阿胶汤证，非少阴病也。少阴为阳虚，本方证为阴虚。阳虚有急性，有慢性，急性者，死亡最速，用药得当，则病愈亦速，伤寒少阴证是也。阴虚则但有慢性，无急性者，服药亦不能速效，要须美食将养者也。本论以伤寒名书伤寒以六经分类，本方证无所附注，故附于少阴篇，谓之少阴病耳。然得病二三日，不当便见阴虚，故山田据肘后改之。又，本方证虽属阴虚，其胸膈则烦热（此非阴虚而热之热），小丹波以为病涉厥阴，尤为近似，我国注家，多以为少阴热邪，则非是。（《伤寒论今释》）

陈亦人：本证心烦不得卧，与栀子豉汤证的虚烦不得眠不同。栀子豉汤证，为热扰胸膈，而肾水不虚，其舌苔多见黄白，并见有反复颠倒，心中懊侬，胸中窒，心中结痛等证；黄连阿胶汤证，为阴虚阳亢而有热，其舌质必是红绛，而且干燥乏津，并无热扰胸膈的见证。所以，一则宜宣郁清热，二则宜滋阴降火。（《伤寒论今释》）

矢数道明：因血热而心烦不得眠，诉有失眠、烦躁、颜面潮红、兴奋、心悸亢进、头重、头昏眼花、胸中烦闷郁热等，兼有虚象而欲以泻心汤下之者为目标。此方在《伤寒论》之少阴篇，因其类似少阴病，实为泻心汤之虚证。（《临床应用汉方处方解说》）

以上是《伤寒论》及诸多医家对黄连阿胶汤的注解，包括出处的增减和功效的多种解释，但只要记住：心中烦，手足心热，不得卧是原书记载的方证就可以了，或者用白话说就是又热又烦睡不着。

原书记载的该方作用在此不多做论述了，下面看一下方子的组成药物，黄连、黄芩、白芍、阿胶、鸡子黄，很简单的 5 味药，鸡子黄是自家的鸡蛋黄。鸡子黄在临床当中很多人觉得没用就去掉了，那就大错特错了！它可不是药引子，而是实实在在的一味主药。

鸡子黄在药典的记载是有滋阴养血，清虚热的作用。所以大家在临床当中千万不能去掉鸡子黄这味药。黄连阿胶汤实际上可治疗疾病多达十几种。我们在本书当中主要论述一下黄连阿胶汤治疗常见的 5 种病症。

医案一：黄连阿胶汤治疗红皮型牛皮癣

杨某，男，55岁，山西五台人。患牛皮癣多年，全身通红，犹如被水烫过，耳郭及指甲灰白厚，皮温高，无汗，褪细小鳞屑，瘙痒，舌红，苔偏干，脉细。

处方：黄连48g，黄芩24g，白芍24g，阿胶36g，鸡子黄2枚。10剂，水煎服，每日3次。

此病例书中有详细的治疗过程，最后治愈。

医案二：黄连阿胶汤治疗寻常型牛皮癣

患者，女，28岁，黑龙江人。3年前寻常型牛皮癣治愈后，现在复发，在当地诊所内服中药和药浴治疗。2天后下肢肿胀，皮肤通红，遂求笔者治疗。**施以黄连阿胶汤原方**：黄连36g，黄芩18g，白芍18g，阿胶24g，鸡子黄2枚。7剂，水煎服，每日3次分服。服完痊愈。

医案三：黄连阿胶汤治疗红皮型牛皮癣

任某，女，47岁。3年前曾患寻常型牛皮癣，经我治疗痊愈。2021年4月5日由于饮食过敏诱发牛皮癣复发，私自去药店买了炉甘石洗剂涂抹，结果当晚全身红肿，脱皮，皮温高，次日到门诊就诊。

处方：黄连48g，黄芩24g，白芍24g，阿胶36g，鸡子黄2枚。6剂，水煎服，每日3次。

6天后回访，服药第2天红消肿褪，服完药皮肤恢复如初。

此病例书中有详细的治疗过程。

医案四：黄连阿胶汤治疗激素脸

陈某，女，49岁，美发师，山西五台人。就诊时间2021年6月20日。

主诉：2年前染发后，出现面部发红，瘙痒，去美容院做皮肤护理，用了不少外用化妆品，效果欠佳。遂找医院和个体诊所进行治疗，口服药物结合外用药膏涂抹，结果面部问题日益加重。面部红肿，脱皮，紧绷，瘙痒，发干无汗，十分苦恼。病因明确，舌诊和脉诊就无须参考了。

处方：黄连 24g，黄芩 12g，白芍 12g，阿胶 18g，鸡子黄 2 枚，银柴胡 10g，防风 10g，乌梅 10g，五味子 10g。7 剂，水煎服，每日 3 次。

服药第 5 天患者打电话说效果很好，之前用了不少药，效果从来没有这么明显，后又服药 2 剂治愈。书中有其详细病例，在此只说异病同治。

医案五：黄连阿胶汤治疗掌跖脓疱病

郭某，男，38 岁，山西太原清徐人。患掌跖脓疱病 2 年，多方医治无效，大多诊断为湿疹和皮炎，用药物和药膏效果不佳。症见手掌瘙痒，红色丘疹，干裂脱皮，遂电话问诊于我，据描述诊断为掌跖脓疱病。因其做过一次颈部手术，体内留有钢针，是该病主要的诱发因素，施以黄连阿胶汤 20 剂治愈。

医案六：黄连阿胶汤治疗阴部干性湿疹

林某，男，55 岁，山西太原人，饭店经理。主诉阴部瘙痒多年，包括腹股沟及大腿内侧。起初有渗出液，皮疹红色，局部发热，皮肤粗糙，体型胖，经过多方医治使用大量外用药膏，以及湿毒清胶囊，症状时好时坏，用到后来皮肤渗出液虽没有了，但皮肤出现发干、组织增厚、发热，瘙痒伴抓痕血痂。诊断为少阴热化证，当时以黄连阿胶汤加萆薢 30g，12 剂治愈。如果是初期因渗出液多，滋水淋漓，定会用皮肤解毒汤合猪苓汤。

（二）临床体会

恩师王幸福通过临床实践发现，楮实子有养阴作用，鉴于市场上阿胶的质量和价格的问题，师父常以楮实子替代阿胶，实际上阿胶的滋阴止血作用强于补血，大家在临床当中不妨用一下。

朱老书里记载楮实子为补阴妙品。

楮实子，为桑科植物楮树或构树之果实。楮与构两者同属同类，唯楮为小乔木，构为灌木，上部之叶不分裂，其他完全相同，入药之功效亦同（见叶橘泉《本草推陈续编》）。甘寒无毒，归肝、脾、肾三经，为"补阴妙品，益髓神膏"（《药性通考》），功能补肝肾，壮腰膝，疗盗汗，退骨蒸，起阳痿，通二便，又能清肝热，退目翳，为虚劳及老弱之要药，乃利水而不伤阴之妙品。杨氏还少丹（地黄、山药、肉苁蓉、杜仲、牛膝、枸杞子、山茱萸、远志、小茴香、巴戟天、五味子、楮实子、茯苓、石菖蒲）用之。此方加续断、茯神，去茯苓，则为"打老儿丸"。此两方均为朱老治虚劳常用之方，谓其阴阳兼调，温润和平，而无偏胜之弊。但自宋以后至今，用楮实者颇少。朱老指出："如此良药，且处处有之者，竟尔废用，实属可惜。"究其废用之理，一云"久服滑肠"。楮实确含大量之油质，据文献记载，含油量达 30% 左右。但正因其富含油脂，足以润沃枯朽，且老弱多阴虚肠燥，大便艰涩，用楮实正合"燥者润之"之理，为何不可用之？二云"久服令人成骨软"。此李时珍之言，李氏又引《济生秘览》，以楮实煎汤可治骨，便以为软骨之明证。此道听途说之言，不足为训。黄宫绣《本草求真》竟尔谓楮实乃纯阴之品，其所以久服令人骨痿者，乃其性属阴寒，虚则受其益，过者增其害，云云。纯属"纸上妙语"，益阴之药多多，何独楮实一味服之为害乎？任何药物，贵在实践中加以体会，以明其性味、效用，切忌人云亦云，或凭空推理，否则良药之功，竟遭泯灭，实属憾事。（摘自《朱良春用药经验录》）

二、皮肤解毒汤的临床应用

皮肤解毒汤，出自《续名家方选》，具有解毒化瘀，利湿通络之功用。主治湿疹、荨麻疹、银屑病、结节性痒疹等风湿热毒郁结肌肤导致的皮肤病。症见红斑、丘疹、丘疱疹、渗液、风团、鳞屑、瘙痒剧烈，伴有口干口苦、身热心烦、大便干结、小便黄赤，舌红苔黄或黄腻，脉浮数或滑数或弦数等。临床常用于风湿热毒郁结肌肤导致的多种皮肤病，如湿疹、荨麻疹、银屑病、结节性痒疹等属风湿热毒郁结证候者。

笔者最初运用皮肤解毒汤是治疗一例结节性痒疹患者，先后用了乌蛇荣皮汤、荆芥连翘汤等效果不佳。遂求助于师父，师父指点用皮肤解毒汤合犀角地黄汤来治疗，疗效确实明显，从此在皮肤病的治疗中，大量运用该方与其他方子合方。

皮肤解毒汤解的是什么毒呢？笔者是这样理解的：凡是接触皮肤引起的，或由于脾虚湿盛，感受风邪引起的皮肤疾病都可以理解为"毒"，这样一来，皮肤解毒汤的作用就拓展延伸了。临床可以治疗金属过敏，化妆品过敏，药物过敏，食物鱼虾蟹过敏，水果过敏，紫外线过敏，湿疹，结节性痒疹，白疕病，蚊虫叮咬，毛囊炎等皮肤问题。皮肤过敏性疾病常与过敏煎合用。

（一）土茯苓

方中主药土茯苓是治疗皮肤病的要药，实为不可缺少的好药。

1. 关于治疗免疫性疾病、溃疡和关节炎

土茯苓是一味作用较强的免疫抑制药，临床用于治疗红斑狼疮、贝赫切特综合征、银屑病、口腔溃疡和阴部、眼部、皮肤之炎症、皮疹、疱疹、溃疡，常与黄连、白鲜皮、苦参同用。土茯苓为治疗免疫病口腔和阴部溃疡之最佳中药，也用于治疗类风湿关节炎、银屑病关节炎、痛风性关节炎等，与金雀根、山稔根、徐长卿、红藤等同用。土茯苓对免疫病之过敏性皮炎、天疱疮、湿疹等也有效。

2. 关于治疗感染性炎症

土茯苓对病毒和细菌感染引起的口腔、咽喉的炎症及溃疡有较好的效果，常与大青叶、黄连等同用。

3. 关于治疗性病

古人用土茯苓治疗梅毒。现常用于梅毒、淋病、湿疣、衣原体和病毒等引起的性病，与苦参、蛇床子等同用，也可中西医结合治疗。

土茯苓别名冷饭团，在早年生活艰苦的环境下，老百姓将其作为粮食来吃的，因此几乎没有毒副作用，临床可以大剂量使用。

（二）黄连

黄连：味苦，性寒。

功效：清热燥湿，泻火解毒。

1. 传统应用

黄连主治湿热内蕴，胸中烦热痞满，恶心呕吐，腹痛，泻痢；黄疸；热病温病，壮热，口渴烦躁；心火亢盛，心烦，心悸，失眠；血热妄行，吐血衄血；热毒疮疡，口疳口疮，火旺目赤等病症。

本药常用于以下传统方剂：①黄连解毒汤（《外台秘要》）：黄连、黄芩、黄柏、栀子，治疗疮毒；②牛黄清心丸：黄连、牛黄、黄芩、栀子、郁金、朱砂，治疗高热烦躁，神志不清；③黄连阿胶汤（《伤寒论》）：黄连、黄芩、白芍、阿胶、鸡子黄，治疗久泻脓血；④左金丸（《丹溪心法》）：黄连、吴茱萸，治疗吞吐酸水；⑤香连丸（《太平惠民和剂局方》）：黄连、木香、诃黎勒、肉豆蔻、丁香，治疗湿热下痢；⑥朱砂安神丸（《兰室秘藏》）：黄连、甘草、朱砂，治疗心悸少寐；⑦小陷胸汤（《伤寒论》）：黄连、半夏、瓜蒌实，治疗小结胸病，正在心下，按之则痛，胸脘痞闷，痰黄稠。

在著名方剂三黄石膏汤、普济消毒饮、清瘟败毒饮、清营汤等治疗热病、温病的方剂中，黄连均是重要的君药。

2. 临床体会

中医传统三黄有分工，黄芩清上焦之火，黄连清中焦之火，黄柏清下焦之火。具体地说，黄芩泻肺咽喉之火，黄连泻脾胃之火，黄柏泻肾膀胱之火。有些教材上也是这么写的，基本上是对的，指明了用药的大方向，但这是不全面的。

《本草纲目》记载，黄连不但能清泻本脏之心火，还能治疗肝胆之实火虚火，能治上、中、下三焦之火，能治气分、血分之火，湿热、食积之火，只是炮制的方法不一样。书中记载："时珍曰：黄连入手少阴心经，为治火之主药，治本脏之火，则生用之；治肝胆之实火，则以猪胆汁浸炒；治肝胆之虚火，则以醋浸炒；治上焦之火，则以酒炒；治中焦之火，则以姜汁炒；治下焦之火，则以盐水或朴硝研细调水和炒；治气分湿热之火，则以茱萸汤浸炒；治血分块中伏火，则以干漆末调水炒；治食积之火，则以黄土研细调水和炒。"黄连泻上焦心火，泻中焦脾胃湿热之火，泻下焦肝胆之火，这是公认的。泻三焦之火是否包括肺火和肾火呢？《本草纲目》上没有明说。临床上确实很少用黄连治疗肺火和肾火之病症。

另外要提到的是黄连素（小檗碱）和黄连不是一样的，黄连素是从十大功劳叶提取的成分接近黄连的药物，但是不可以替代黄连。在皮肤解毒汤中取其清热燥湿，解毒消肿，抗菌抗病毒的作用。

莪术活血祛瘀，消积散结，促进新陈代谢，川芎在此方也是一样活血，治风先治血，血行风自灭。也可以载药通达四处内外。

（三）徐长卿

徐长卿辛温无毒，《神农本草经》称其主"蛊毒疫疾、邪恶气温疟"，有辟秽作用，故古人用其辟瘟疫。《肘后方》载其能治"注车注船"之候："凡人登车船烦闷头痛欲吐者，宜用徐长卿、石长生、车前子、车下李根皮各等分，捣碎以布囊系半合于衣带上，则免此患。"今人用此品煎服治登山呕吐、晕车晕船，即受其启迪。由此推勘本品有镇静作用。归纳后世的实践，本品的主要作用还有理气镇痛，用于脘腹疼痛，风湿痹痛；解毒消肿，治疗毒蛇咬伤；祛风止痒，用于风疹瘙痒不已。

1. 镇痛镇静作用

徐长卿中的丹皮酚以及去掉丹皮酚的煎液，均有镇痛作用。因此认为徐长卿中除丹皮酚有镇痛作用外，尚有其他成分也有镇痛作用。

2. 免疫抑制和抗变态反应作用

丹皮酚及其糖苷有免疫抑制作用；对变态反应有显著的抑制作用；对血管炎、关节炎有显著的抗炎作用。

3. 扩冠和降压作用

徐长卿煎剂有扩张冠状动脉，增加冠脉血流量，改善心肌代谢的作用，但不能消除急性心肌缺血引起 T 波抬高的变化。

丹皮酚和徐长卿去丹皮酚煎剂均有降低动物血压的作用。

4. 降脂作用

徐长卿对高脂血症有明显的降低血清总胆固醇和 β 脂蛋白的作用。给药组的动脉粥样硬化病变发生率较对照组明显降低。

5. 解痉作用

丹皮酚对乙酰胆碱、氯化钡、组胺引起的豚鼠离体回肠的强烈收缩有显著的对抗作用。

6. 抗菌作用

徐长卿全株煎剂对多种杆菌和多种球菌有抑制作用。

（1）治疗高脂血症、冠状动脉粥样硬化性心脏病、高血压病以及服用糖皮质激素引起的脂质代谢紊乱。

（2）治疗各种眼睛疾病以及免疫性疾病之眼损害。

（3）治疗各种皮肤病，包括荨麻疹、湿疹、银屑病等免疫性、过敏性皮肤病。治疗各种关节痛，包括类风湿关节炎、骨关节炎、颈椎病的肩背酸痛、腰腿等。

医案一：皮肤解毒汤治愈手足脱皮

张某，男，17岁，高中学生，山西榆社人，就诊时间 2021 年 6 月 21 日。

主诉：手足脱皮干裂 2 年，不疼不痒，不出汗。

该患者 2 年来多方医治，外用药膏也用了不少，收效甚微，手指指腹脱皮尤为严重，呈现粉红色嫩肉，舌质淡红，苔薄白，脉平和。

处方：土茯苓 60g，莪术 10g，川芎 10g，乌梅 10g，紫苏叶 10g，紫草 15g，防风 10g，甘草 10g，徐长卿 30g，槐花 30g，牡丹皮 12g，赤芍 15g，生地黄 30g，柴胡 12g，枳壳 10g，白芍 12g，蛇蜕 10g，苦参 10g，黄芩 10g，黄连 10g。6 剂，水煎服，每日 3 次。

7 月 12 日复诊：由于学校有事，中间停了 1 周未来复诊，主要也是手足脱皮经过初诊服用 6 剂药后已经痊愈，因此患者也就不着急了。刻诊已痊愈，看不出曾经脱皮的痕迹。以防复发遂以原方 6 剂巩固。

方解：该方由皮肤解毒汤、土槐饮、犀角地黄汤、三物黄芩汤、四逆散合方而成。主在滋阴清热，凉血解毒，祛风止褪。

按：土槐饮，出自《赵炳南临床经验集》，具有除湿，清热，解毒之功用。主治亚急性湿疹，慢性湿疹，植物日光性皮炎，脂溢性皮炎，牛皮癣。

犀角地黄汤，出自《圣济总录》，为清热剂，具有清热解毒，凉血散瘀之功用。主治热入血分证，热扰心神，身热谵语，舌绛起刺，脉细数；热伤血络，斑色紫黑、吐血、衄血、便血、尿血等，舌绛红，脉数；蓄血瘀热，喜忘如狂，漱水不欲咽，大便色黑易解等。临床应用于治疗重症肝炎、肝昏迷、弥漫性血管内凝血、尿毒症、过敏性紫癜、急性白血病等血分热盛者。

三物黄芩汤，出自《千金要方》，由黄芩、苦参、干地黄 3 味药物组成，主治产后血亏阴虚、风邪入里化热、四肢烦热、头不痛，为滋阴清热的有效方剂。《金匮要略·妇人产后病脉证治》云："治妇人在草褥，自发露得风，四肢苦烦热，头痛者与小柴胡汤；头不痛但烦者，此汤主之。"柴浩然老中医不仅擅用三物黄芩汤治疗产后虚热，还将其扩大运用于多种虚热疑难杂症。

四逆散，出自《伤寒论》，为和解剂，具有调和肝脾，透邪解郁，疏肝理脾之功效。主治阳郁厥逆证。手足不温，或腹痛，或泄利下重，脉弦；肝脾气郁证，胁肋胀闷，脘腹疼痛，脉弦。临床常用于治疗慢性肝炎、胆囊炎、胆石症、胆道蛔虫症、肋间神经痛、胃溃疡、胃炎等属肝胆气郁，肝胃不和者。

该方其中的三个方子都是治疗有关皮肤问题的，以清热滋阴，凉血解毒为主，重点阐述一下四逆散在本病的应用意义。其实在本病的治疗中四逆散是作为一味药来用的，不必拆开来看，理解为四肢病变的引经药就行，方中蛇蜕的作用是以形治形，取类比象，该患者服用 6 剂药治愈，笔者也觉得很惊讶，效如桴鼓，值得同行们临床试用。

医案二：皮肤解毒汤治愈结节性痒疹

张某，男，62 岁，山西五台人，就诊时间 2021 年 5 月。

主诉：2 年前头部，颈部，及两鬓出现丘疹，瘙痒剧烈，丘疹凸起有结节，无渗出。多处求医，均诊断为湿疹或过敏性皮炎，口服药物配合外用药膏涂抹，收效甚微。经人介绍来到我处寻中医治疗，查其舌质偏红，苔稍黄厚，脉偏滑。

诊断：结节性痒疹。

处方：土茯苓 60g，莪术 10g，川芎 10g，乌梅 10g，防风 10g，紫苏叶 10g，紫草 20g，徐长卿 30g，甘草 15g，槐花 30g，牡丹皮 12g，赤芍 15g，生地黄 30g，路路通 15g，地肤子 10g，黄连 10g。7 剂，水煎服，每日 3 次。

7 天后复诊时已经好转 70%，基本上没有瘙痒，丘疹结节萎缩变小，效不更方，原方原量继续跟进 7 剂。

三诊时我正好外出学习，不在门诊，通过患者和徒弟电话描述，基本痊愈。为了巩固疗效，以防复发，继续开药 7 剂。

1 个月后电话回访已经痊愈，暂时未见复发，嘱其饮食中注意事项：忌辛辣，海鲜，白酒等发物。

医案三：皮肤解毒汤治愈手背痒疹

林某，女，49 岁，山西榆社人，就诊时间 2021 年 6 月。

主诉：接种疫苗后双手手背出现结节性痒疹3天，瘙痒无比，无渗出，呈对称性，舌质暗红，苔偏滑，脉偏滑。

处方：土茯苓60g，莪术10g，川芎10g，乌梅10g，紫苏叶10g，紫草15g，防风10g，甘草10g，徐长卿30g，槐花30g，牡丹皮12g，赤芍15g，生地黄30g，柴胡12g，枳壳10g，白芍12g，银柴胡10g，五味子10g，路路通15g，地肤子10g。6剂，水煎服，每日3次。

1周后复诊诉服药第3天基本没有瘙痒，6剂药吃完好转80%，既然有效，就继续原方服药，再开6剂。

复诊以后患者未再就诊，之后徒弟电话回访已经痊愈。

按：该患者病因复杂，接种疫苗后才出现的痒疹，是否真的和疫苗有关？还是巧合？皮肤病是比较直观的病，望诊尤为重要，再结合患者描述，有是证，用是方，不必过于纠结其发病原因了，那样容易把自己绕进去，反而无法下药了。还是那句话：无论是疫苗问题，还是过敏导致，包括紫外线，食物，直接用皮肤解毒汤就算了，考虑到呈对称性出现，用了四逆散，该方的运用可以理解为一方就是一味引经药，引药入四肢，不能拆开来看其作用。用过敏煎是不排除其由过敏导致的，最后加以止痒要药路路通、地肤子增强疗效。因此患者很快就治愈了。

医案四：皮肤解毒汤治愈面部黄水疮

张某，女，26岁，山西五台山人，就诊时间2020年10月。

刻诊：面部黄水疮7天，经过诊所静脉滴注葡萄糖酸钙，地塞米松等药物，外用药膏，药名不详，未见好转，面部滋水淋漓，瘙痒较轻，皮损十分严重，疱疹密布。作为女孩，特别恐惧，生怕毁容，遂来就诊。舌质淡红，苔湿滑偏黄。

诊断：黄水疮。

处方：土茯苓60g，莪术10g，川芎10g，乌梅10g，防风10g，紫苏叶

10g，紫草 20g，徐长卿 30g，甘草 15g，槐花 30g，牡丹皮 12g，赤芍 15g，生地黄 30g，薏苡仁 30g，滑石 20g，黄连 10g。7 剂，水煎服，每日 3 次。

二诊：服药 1 周后，渗出液基本没有了，大部分开始结痂，面部像涂了一层面粉，发白增厚，根据病情调整处方。

处方：土茯苓 60g，莪术 10g，川芎 10g，乌梅 10g，防风 10g，紫苏叶 10g，紫草 20g，徐长卿 30g，甘草 15g，槐花 30g，牡丹皮 12g，赤芍 15g，生地黄 30g，薏苡仁 30g，黄连 6g。7 剂，水煎服，每日 3 次。

由于住址较远，三诊是微信看诊，患者反馈大部分结痂脱落，未见新发病，并表示中药实在太苦，喝不下去，不想喝了，询问有没有中成药或外用药可以替代。我思来想去只有湿毒清胶囊，但是从来没有用过，不知道其效果如何，既然不想吃药了那就吃这个药吧。自此患者再没有复诊了，过后电话回访已经痊愈，只是面部留下很多色斑，嘱咐其注意防护，避免紫外线照射，以免引起色素回流。

专方医案篇

专治红皮型牛皮癣特效方：黄连阿胶汤

组方：黄连 12～48g，黄芩 6～24g，白芍 6～24g，阿胶 9～36g，鸡子黄 2 枚（生用）。

医案一：杨某，男，山西五台门限石人，55 岁，农民，就诊时间 2020 年 4 月 23 日。

刻下：发病 1 年多，全身发红，发热，无汗，褪细小鳞屑，瘙痒无度，耳郭内侧灰白，指甲增厚，患者的情况就是就像被大火烧过一样惨不忍睹。脉细数，舌偏红，无苔，小便正常，大便偏干。

诊断：白疕病（银屑病）。

分型：阴虚血燥。

治法：清热解毒，滋阴凉血。

处方：黄连阿胶汤。黄连 48g，黄芩 24g，白芍 24g，阿胶 36g，鸡子黄 2 枚。10 剂，水煎早晚分服。

5 月 15 日二诊：症状大为减轻，皮色基本不红，瘙痒发热减轻，褪皮减少，二便正常。方药有效，效不更方，继续服用原方 10 剂。

6 月 6 日三诊：患者基本痊愈，只有指甲增厚，皮肤发干尚未痊愈。原方不变，剂量减小，以防用药寒凉败伤脾胃。

处方：黄连 24g，黄芩 12g，白芍 12g，阿胶 18g，鸡子黄 2 枚。10 剂，水煎早晚分服。

6月28日四诊：其他症状消失，仍有指甲增厚，不出汗，皮肤发干症状。

处方：黄连12g，黄芩6g，白芍6g，阿胶9g，鸡子黄2枚，麻黄12g。6剂，水煎早晚分服。

患者自此没有再来复诊，1个月后回访已经痊愈。

医案二：任某，女，47岁，山西太原尖草坪人，饭店员工，就诊时间2021年4月6日。

主诉：3年前经我治愈寻常型牛皮癣后未见复发，3天前由于饮食过敏诱发全身瘙痒发红，水肿，皮肤发干。当时觉得是皮肤过敏，私自去药店咨询购买炉甘石洗剂，晚上全身涂抹后症状急剧加重，全身脱皮，无奈前来就诊，舌偏红，苔稍厚，脉滑，二便正常。

诊断：红皮型牛皮癣（急性期）。

治法：清热解毒，滋阴凉血。

处方：黄连48g，黄芩24g，白芍24g，阿胶36g，鸡子黄2枚。6剂，水煎，每日3次。

4月12日二诊：已痊愈，我当时觉得很惊讶，这么快！再见患者时其皮肤恢复如初。

医案三：陈某，女，49岁，山西五台人，个体美发师，就诊时间2021年6月20日。

主诉：患者在2年前染发后，面部出现散在的红色丘疹，自己去药店购买复方醋酸地塞米松乳膏（皮炎平）涂抹，随后出现面部红肿，发热，紧绷，瘙痒，褪皮，无汗。后又经过美容院和诊所治疗病情不见好转反而加重。由于发病原因明确，无法对应舌诊，脉诊，因此不做描述。

诊断：激素脸。

治法：清热解毒，滋阴凉血。

处方：黄连24g，黄芩12g，白芍12g，阿胶18g，鸡子黄2枚，银柴胡10g，防风10g，乌梅10g，五味子10g。7剂，水煎服，每日3次。另，鬼箭羽200g，甘草120g。水煎冷外敷，不拘次数，5天用完。

6月28日二诊：服用1周后效果明显，皮肤发红发干减轻，褪皮减少，紧绷感消失，瘙痒减轻。效不更方，继续服用上方7剂。

处方：黄连24g，黄芩12g，白芍12g，阿胶18g，鸡子黄2枚，银柴胡10g，防风10g，乌梅10g，五味子10g。

7月7日三诊：其他症状痊愈，皮肤还有瘙痒，食欲稍差，考虑苦寒药伤脾胃，阿胶过于滋腻，影响消化，因此处方略做调整，原方不变，剂量有别。

处方：黄连12g，黄芩6g，白芍6g，阿胶9g，鸡子黄2枚、砂仁6g，陈皮10g，银柴胡10g，防风10g，乌梅10g，五味子10g，生姜3片。7剂，水煎，早晚分服。

7月16日四诊：基本痊愈，食欲改善，瘙痒轻微，原方不变，7剂巩固收功。

医案四：患者，女，28岁，黑龙江佳木斯市前进区人，中国移动营业厅前台工作，就诊时间2019年11月。

主诉：4年前患牛皮癣，经朋友介绍找到我（微信看诊），经过3个月的治疗后痊愈。虽然当年我的临床经验不足，治疗周期有点长，但是也算是治愈了，后来失去联系。3个月前因感冒牛皮癣复发，由于微信没有备注，找不到我了，所以找到了当地一家诊所治疗，治疗是以中药内服和中药药浴。药浴3天后，病情急剧加重，全身红肿，下肢浮肿严重。正在无奈苦恼时，看到我微信朋友圈发了些中医知识，就马上微信联系，诊断为红皮型牛皮癣，主要是由于药浴刺激引起同型反应，加重病情。当时我刚参加了一次学习，来自山西的董老师讲到黄连阿胶汤治疗红皮型牛皮癣，正好运用一下，看看效果。

处方：黄连 48g，黄芩 24g，白芍 24g，阿胶 36g，鸡子黄 2 枚。5 剂，水煎服。

这次的方子剂量是我目前应用过的最大剂量，由于没有毒性，也考虑不会长期使用，见效即减。微信开方后，患者去了药店抓药，由于没有处方，需要坐堂医生开处方，据她说是一位年纪很大的中医大夫，看到她微信上的处方后，问她是不是失眠？她说不是。大夫纳闷了半天，问她治疗什么病，她说治牛皮癣。大夫说胡闹，这就是个治失眠的方子，和牛皮癣有什么关系？而且剂量这么大，因此最后没有给开方子。患者又找了其他药店抓药，晚上服用 1 次，第 2 天早上皮肤颜色变淡，浮肿明显减轻，5 剂药服完后基本痊愈。

我一看效果真不错，从此就习惯用来治疗红皮型牛皮癣，至于后来用此方治疗激素脸，后文再详细说明。

医案五： 患者，女，24 岁，深圳市龙岗区人，液化气站员工，就诊时间 2019 年 7 月 14 日。

主诉：口唇红肿褪皮，起小水疱，瘙痒，抓挠后疼痛。发病 3 年，医院诊断唇炎，口服维生素，抗过敏药物后效果不明显。舌质暗红，苔白满布，脉偏滑，平时爱吃寒凉辛辣食物。

在后来遇到的几个唇炎患者中，基本都是年轻女孩，而且喜欢寒凉辛辣食物是共同的发病原因。

诊断：唇风。

证型：湿热伤阴，外感风邪。

处方：黄连阿胶汤合过敏煎。黄连 24g，黄芩 12g，白芍 12g，阿胶 18g，鸡子黄 2 枚，银柴胡 10g，乌梅 10g，防风 10g，五味子 10g。7 剂，水煎早晚分服。

2019 年 7 月 23 日二诊：瘙痒减轻，没有渗出，褪皮减少，红肿减轻。效不更方，继续原方跟进 7 剂。

2019 年 8 月 2 日三诊：服药后胃中发凉，食欲差，药味苦寒，有点损伤脾胃，口唇基本痊愈，改方如下。

处方：泻黄散合过敏煎。防风 10g，藿香 10g，陈皮 10g，白芍 10g，甘草 10g，大黄 6g，石膏 15g，银柴胡 10g，乌梅 10g，五味子 10g，生姜 15g。7 剂，水煎早晚分服。

患者服药后再没有来复诊，1 个月后遇到其父亲，得知已经痊愈。

医案六：郭某，男，38 岁，山西太原清徐人，建筑工地负责人，是笔者的一位朋友，微信就诊，就诊时间 2020 年 3 月 15 日。

当时患者描述双手手掌瘙痒，干裂，脱皮，有散在的红色小丘疹，无渗出。发病 1 年有余，多处治疗无效，大多以湿疹，手癣诊断，外用药膏无数，当时直觉诊断是掌跖脓疱病，询问是否装有假牙，患者否定。我就告诉他，这个病不好治，大多数是装有义齿中的金属或有龋齿引起。当他听到金属时，说义齿没有装，牙也很好，但是 1 年零 3 个月前由于颈部外伤骨折，做了手术，并装有一根钢针固定。我继续问他的病是做手术前有的还是手术后才有的。他肯定的回答是手术后 2～3 个月出现的，更加证实了我的判断。

处方：黄连阿胶汤合过敏煎。黄连 24g，黄芩 12g，白芍 12g，阿胶 18g，鸡子黄 2 枚，银柴胡 10g，乌梅 10g，防风 10g，五味子 10g。10 剂，水煎早晚分服。另，鬼箭羽 200g，甘草 120g。水煎外泡洗，每天 2～3 次，分 5 天用完。

2020 年 3 月 28 日二诊：患者初诊之后没有联系复诊。我突然想起来，就给他打电话询问病情如何了，药是否吃完。他回答吃完了，觉得好多了，询问是否还需要继续服用。效果这么好,必须继续服用,随即原方开药 10 剂,继续治疗。

此后再没联系看诊,5 月份的时候再次询问患者现在怎么样了,他说完全好了。这个案例治愈效果不错,虽然好了,但是也是有好多原因存在,所以不能算作成功,只是侥幸加医缘罢了。毕竟还有好多患者服用后效果不理想。由于现在在研究其他病种,就没有再花心思去专研本病。

按: 黄连阿胶汤出自于《伤寒论》,主治少阴病,心中烦,不得卧,失眠。以及邪火内攻,热伤阴血,下利脓血。

我用此方治疗红皮型牛皮癣与激素脸,一是缘于山西代县董老师讲了该方可以治疗红皮型牛皮癣,遇到患者就直接用了;二是不断研究,相同的症状和处方中药物的作用。只要出现皮肤发红,发热,脱皮,紧绷,瘙痒,或渗出液,就可以运用此方。因此斑块型牛皮癣也有使用机会。

黄连阿胶汤的运用有几个注意点:一是组方中药物的比例是 3:1:1:2;二是方中鸡子黄必不可少,而且必须生用!有的临床医生开这个方子会将鸡子黄去掉,或者即使开了,没有嘱咐患者用法,患者回家后把鸡子黄煮熟服用,那就影响疗效了,甚至会大打折扣。

古人用鸡子黄是有道理的,其功效是养血息风,滋阴润燥。它不是药引子,而是一味主药!所以千万不能随便去掉该药。

三是阿胶的质量问题,用量从几十克到几千克都有,加之我们用的是市场上最好的,因此处方虽然没几味药,但是药价也不便宜。因为药材质量很难把控,无法确定其含量是否足够。因此,我的师父王幸福提出来用免煎颗粒,以保证药物的有效成分是有道理的,这样就不用为药材质量问题而操心了。如果中医真的死于中药的话那就悲哀大了。

在后来的唇风(唇炎)治疗中也习惯运用此方,因为唇炎的症状也有褪皮,瘙痒,渗出,干裂,红肿。这也就是方症对应吧。

我认为唇炎的发病原因是过食寒凉食物、冷饮或油炸煎烤等辛辣刺激之物，败伤脾胃，又感受风邪所导致，因此发病人群大多数是年轻人，而且女性偏多。既然是唇风就会有风，因此用泻黄散合方，若是食物过敏加过敏煎合方。其实中医好多病名里边也提示了病因，如中风，唇风，白癜风，鹅掌风，头风，鹤膝风，风湿疮等。

剖析该方：黄连苦寒，清热解毒燥湿，因此可以消肿，燥湿，减少渗出液。黄芩清热解毒，白芍养血和营，阿胶滋阴凉血润燥，可以治疗皮肤发红，干裂，褪皮。鸡子黄养血息风，滋阴润燥，可以治疗皮肤干裂，瘙痒。综合来看方小力宏，配伍严谨。

但是大剂量时不能长久服用，要随着症状的减轻而不断减小用量，以免败伤脾胃。临床运用该方治愈多个不同的疾病，并不是什么个人发明，只是方与症对应，其实就是中医学传统的治法之一：异病同治。

除了方药研究之外，我还想说几点临床中发现的治疗误区。首先案例中一位牛皮癣患者接受了药浴，其实我也多次听说牛皮癣药浴疗法，大多患者出现同型反应，病情加重，所以我是不建议用药浴，以免药物或水温刺激皮肤。其次还有刺血拔罐疗法，针眼所过之处都会出现牛皮癣丘疹。再次另一位患者私自购买炉甘石洗剂外用，结果一夜之间全身红肿。炉甘石洗剂是治疗普通皮肤瘙痒，特别是湿疹瘙痒并伴有渗出液，牛皮癣是千万不能使用的！从次，还有一点要注意的是女性的激素脸，特别难缠，不排除人为误治，因为本来就是一个由食物或化妆品过敏或普通丘疹引发而出现面部皮肤瘙痒，患者私自买药，或药店推荐使用激素药膏，更有甚者美其名曰的纯中药药膏，一两天就见效，纯中药药膏有那么效果快吗？患者通过反复使用药膏，导致皮肤发干，继而发红紧绷，褪皮。说白了激素脸就是人为治坏的。最后说一下掌跖脓疱病，该病以手掌褪皮，瘙痒，红色丘疹，干裂为特点，反复发作，缠绵难愈，其病因大多数是安装了假牙，或者有龋齿，或者手术后体内留有金属物体。大部分中药治疗可以治愈，少部分难以治愈，必要时还得取掉体内金属物体。临床当中好多大夫误诊为脚气或手癣，治疗无效。诊断时一定要详细询问是否装有金属物体，这也是临床当中的一个诊断标准。

在以上的案例当中有一个外洗的方子，鬼箭羽和甘草水煎外洗，是《江西中医药》中的一个方子，本是内服和外用同用的，因我对其作用未深入理解，只作外洗使用。大家以后遇到湿疹患者不妨一试，在原有方剂上加一味鬼箭羽。

《本草经集注》中记载：鬼箭羽，卫矛，味苦，寒，无毒。主治：女子崩中，下血，腹满，汗出，除邪，杀鬼毒蛊疰，中恶，腹痛，去白虫，消皮肤风毒肿，令阴中解，一名鬼箭。

由此可以理解为鬼箭羽可以去虫，也就是杀死微生物、寄生虫等侵入人体的细菌及病毒，古人认为，这就是虫。仔细研究中医药的词汇，就会发现，必须广义的理解才能明白其中的意义。

我们治疗时常挂在嘴边的一句话就是清热解毒，那么你理解的毒包括什么？火毒？湿毒？我的个人理解是体内多出来的，比如：湿热毒，病情发展加重后导致的疮疡、湿疹、肿瘤、皮肤癌等，以及外来之邪侵入人体的，如疥疮、金属过敏、化妆品过敏、药物过敏、包括农药接触人体皮肤黏膜的过敏中毒反应，掌跖脓疱病就是典型案例。疖肿就是火毒。因此也就有了黄连解火毒，紫苏解鱼虾蟹毒，土茯苓除湿毒治性病，苦参、川椒、百部治妇科的湿毒、豆腐渣样白带瘙痒。皮肤瘙痒在中医学中属风邪入侵，因为风邪擅行而数变，但是我理解为病原微生物、寄生虫以及不被叫上来名的某种虫，在皮肤组织或皮下活动繁殖，肆逆侵袭而导致皮肤瘙痒，一般的瘙痒都是日轻夜重，也许就是这个原因。有的同行用杀虫药治疗皮肤病我觉得是有道理的。虽然我的这种理解不完全是中医学的理论，但是我认为看病不要拘泥于传统的，固有的，派别的理论，要放大思路，灵活治疗，这样才能直接有效，缩短疗程。

穿掘性毛囊炎的好方子：漏芦连翘汤

该方出自《备急千金要方》，原方：漏芦 15g，连翘 15g，白蔹 15g，芒硝 6g，甘草 9g，大黄 9g，升麻 15g，枳实 15g，麻黄 9g，黄芩 9g（我在临床中麻黄的用量减小了，一般 5～6g，能起到火郁发之就行）。

医案一：李某，男，16 岁，山西忻州人，学生，就诊时间 2020 年 4 月 23 日。

主诉：2 年前患有穿掘性毛囊炎，山西各大医院治疗无效，无奈转往北京医院治疗，花费 10 多万元，收效甚微，经人介绍来门诊面诊。

刻下：患者偏胖，发育过快，头部有散在的多个肿块，肿块上脱发，少数肿块发红，顶部有脓点，前胸后背也有丘疹样红色小结节，小便偏黄，大便干，舌红苔偏厚，脉偏滑数。

诊断：蝼蛄疖（穿掘性毛囊炎）。

病因病机：过食肥甘厚腻，辛辣刺激食物，生湿热化火毒，加上精神压力大，睡眠不足，湿热毒上冲于头部，聚集化脓融合而成。

治法：清热解毒，活血散结，透毒排脓。

处方：漏芦 15g，连翘 30g，黄芩 15g，麻黄 5g，升麻 15g，白蔹 15g，甘草 10g，枳实 15g，大黄 10g，芒硝 6g。7 剂，水煎，早晚分服。

2020 年 5 月 3 日二诊：症状明显改善，红肿消退，结节变小，脓点消失，大便正常。原方原量继续服用 7 剂。

2020 年 5 月 12 日三诊：患者诉 7 剂药服完后，症状既没有减轻也没有加重，肿块结节没有明显缩小，考虑活血药用的有点少，导致有些肿块化脓后没有排出来，瘀堵于头皮下。比较强有力的活血药就是大黄䗪虫丸，因此在原方基础上加大黄䗪虫丸。

处方：漏芦 15g，连翘 30g，黄芩 15g，麻黄 5g，升麻 15g，白蔹 15g，甘草 10g，枳实 15g，大黄 10g，芒硝 6g。7 剂，水煎早晚分服。大黄䗪虫丸每次 1 丸，每日 3 次。

2020 年 5 月 19 日四诊：效果明显，肿块结节缩小，部分脱发的肿块上长出了新头发，大小便正常，但是身体躯干部位还有红色丘疹，考虑患者热性体质，适合用荆芥连翘汤。

处方：荆芥 10g，防风 10g，薄荷 6g，白芷 10g，桔梗 10g，连翘 15g，当归 12g，川芎 10g，赤芍 12g，生地黄 30g，黄连 6g，黄芩 12g，栀子 12g，黄柏 10g，柴胡 12g，枳壳 10g，甘草 10g。7 剂，水煎早晚分服。

自此患者没有再来复诊，随后电话里得知，头部毛囊炎治好后没有复发，但是身上的痒疹时好时坏，没有根除，患者吃药有点困难，过段时间再看。2021 年 6 月 4 日，我的恩师王幸福来山西太原修养，正好住在了忻州市。这位患者是我接诊的第一位穿掘性毛囊炎患者，没有完全治愈，留下些遗憾，心里一直挂念，随即打电话让孩子无论如何过来看看。经过师父诊断，原处方缺少了托毒生肌类药，随即在原来的漏芦连翘汤基础上加了几味药。

处方：漏芦 15g，连翘 30g，黄芩 15g，麻黄 5g，升麻 15g，白蔹 15g，甘草 10g，枳实 15g，大黄 10g，芒硝 6g，黄芪 30g，白芷 10g，莪术 10g，薏苡仁 30g，天花粉 15g。7 剂，水煎早晚分服。

1 周后患者家属打电话告诉我，孩子基本痊愈，效果不错，等放了暑假，再继续吃药巩固一下，以防复发。

医案二：刘某，男，19岁，山西五台人，在读大学生。就诊时间2020年3月初。

主诉：患穿掘性毛囊炎2年左右，中药西药用了很多，治病的花费造成了家里经济负担，最严重的时候在某医院行手术治疗，将一个大的化脓性肿块切开，结果时间不长就又复发如初，甚是苦恼无奈。经医案一患者介绍前来就诊。

刻下：毛囊炎反复发作，多数红肿化脓，肿块上头发脱落，留有手术后刀疤，该患者体型肥胖，除了头部的毛囊炎之外，面部丘疹也很多，典型的湿热体质，大便黏滞不爽，小便偏黄，舌红苔厚腻，脉浮滑。

诊断：疖肿（蝼蛄疖），穿掘性毛囊炎。

病因病机：湿热蕴结，火毒上浮。

治法：清热除湿，解毒散结。

处方：漏芦连翘汤合五味消毒饮。漏芦15g，连翘15g，黄芩12g，麻黄5g，升麻15g，白蔹15g，甘草10g，枳实15g，大黄10g，芒硝6g，野菊花10g，金银花20g，蒲公英20g，天葵子12g，紫花地丁12g。7剂，水煎早晚分服。

二诊：红肿大为减轻，只剩1个顽固结节肿块发红，其他肿块缩小，二便正常，舌苔稍红，效不更方，继续服用7剂。

三诊：所有红肿消退，无化脓肿块，只剩满头硬结，好像被大冰雹砸过一遍，鉴于前面患者的治疗经验，由于毒血瘀积，不易散开，处方进行变动，并加了活血力较强的大黄䗪虫丸来消肿散结。

处方：漏芦15g，连翘15g，黄芩10g，麻黄5g，升麻15g，白蔹15g，甘草10g，枳实15g，皂角刺15g，白芷10g，莪术10g，天花粉15g，薏苡仁30g，黄芪30g。7剂，水煎早晚分服。大黄䗪虫丸每次1丸，每日3次。

四诊：结节肿块明显缩小减轻，其余部位未见复发，效不更方，继续服用三诊处方7剂。

五诊：结节肿块继续减轻，部分原有肿块部位长出头发，看不出来但是能摸到底下轻微凸起硬结，症状既然减轻，就小量服用巩固。

处方：漏芦 15g，连翘 15g，黄芩 10g，麻黄 5g，升麻 15g，白蔹 15g，甘草 10g，枳实 15g，皂角刺 15g，白芷 10g，莪术 10g，天花粉 15g，薏苡仁 30g，黄芪 30g。7 剂，水煎早晚分服。煎药多加水，煎 2 次，分成 2 次服用。也就是 1 剂药 1 天半喝完。大黄䗪虫丸每次 1 丸，每日 2 次。

此后患者再没有来复诊，后来打电话回访已经痊愈，未复发。

医案三：张某，女，27 岁，山西榆社人，教师。就诊时间 2020 年 4 月 12 日。

初诊：患者近 3 年来反复出现双侧下颌部、颈部、前胸后背结节性痤疮，色红质硬，并伴有脓点，痛经伴有血块，手脚容易凉，二便正常，舌暗红，脉沉细。

诊断：痤疮（结节湿热型）。

治法：清热解毒，除湿散结。

处方：附子薏苡败酱散合柴胡桂枝干姜汤加味。制附子 12g，薏苡仁 30g，败酱草 30g，柴胡 15g，桂枝 10g，干姜 10g，天花粉 15g，黄芩 12g，牡蛎 30g，甘草 10g，夏枯草 15g，莪术 10g。6 剂，水煎早晚分服。

2020 年 4 月 19 日复诊：初诊服药有效，痤疮颜色变淡，脓点消失，结节缩小不明显，其余正常，原方继续服用。

处方：制附子 12g，薏苡仁 30g，败酱草 30g，柴胡 15g，桂枝 10g，干姜 10g，天花粉 15g，黄芩 12g，牡蛎 30g，甘草 10g，夏枯草 15g，莪术 10g。6 剂，水煎早晚分服。

2020 年 4 月 26 日三诊：患者诉二诊后整体症状略有减轻，但没有初诊效果明显，感觉有点上火，大便偏干。考虑病位属头面上焦，试用一下漏芦连翘汤加减。

处方：漏芦 15g，连翘 30g，黄芩 15g，麻黄 5g，升麻 15g，白蔹 15g，甘草 10g，枳实 15g，大黄 10g，芒硝 6g，莪术 10g。6 剂，水煎早晚分服。

2020 年 5 月 3 日四诊：患者主诉上药效果明显，结节缩小，大便不干了，颈部和前胸后背结节好了很多，效不更方，原方继续服用 7 剂收功。

医案四：张某，女，56 岁，山西太原小店人，就诊时间 2021 年 6 月 7 日，学生门诊的患者。

主诉：面瘫 10 余年，近 3 年来面瘫一侧无诱发因素反复红肿，颊车穴处硬肿，半个口唇也肿，红肿处皮温高。口渴。2 天前红肿复发。舌偏红，苔稍黄，二便正常。纳可。当时想用温清饮合五味消毒饮，后来觉得漏芦连翘汤更合适，虽然此前没有案例，但是药症相投，可以一试。

处方：漏芦 15g，连翘 30g，黄芩 15g，麻黄 5g，升麻 15g，白蔹 15g，甘草 10g，枳实 15g，大黄 9g，石膏 30g。5 剂，水煎服，每日 3 次。

2021 年 6 月 15 日，学生打电话告诉我，患者第 2 剂服用后基本痊愈，效果显著，只是有点拉肚子，但是没有腹痛。

按：漏芦连翘汤出自《小品方》和《备急千金要方》。古书记载其功效是治疗小儿热毒痈疽，疖肿的方子；还可以治疗咽喉肿痛，腮肿，眼疾，痈疽发背，乳房肿痛，乳汁不通，瘰疬恶疮，湿痹筋脉拘挛，骨节疼痛，热毒血痢，痔疮出血等。

此方我运用于临床效果很好，特别是穿掘性毛囊炎的治疗。起初接触此方是 2019 年在山西代县的一次学习，董老师所讲，也是他平时用的方子。在以往的穿掘性毛囊炎治疗中，我用了好多思路和方子，效果总是不尽人意，达不到预期效果。后来学到这个方子的运用后就打算临床试验，正好遇到两位患者。第一例患者用的基本就是原方，没有做加减变化，第二例患者经过恩师王幸福的指点，加了白芷、薏苡仁、莪术、黄芪、天花粉。第二例患者效果明显优于第一例，缩短了治疗周期。

处方的结构配伍在此不多做分析，漏芦、白蔹、升麻清热解毒散结，麻黄发散郁火，黄芩清上焦之热，枳实，大黄泻腑导热。

本病中医称为蝼蛄疖，西医称之为穿掘性毛囊炎。为什么特别难缠？重在穿掘二字，虽病因病机明确，但是治疗起来很是费劲，因为每个结节肿块底下，也就是头皮与颅骨处是相连通的，有点像四通八达的地道，治疗起来的感觉就是按下葫芦浮起瓢。第一例患者跑遍了省内甚至北京也没有治好，第二例患者严重时还去了医院开刀，结果都不理想。可想而知它的难治程度，不过此病也确实不是西医医院的强项。有几位西医朋友说起来本病也很头痛，除了抗生素消炎和开刀手术，没有别的方法，有时根本无效。

至于后来沿用到结节性痤疮的治疗，是因为二者症状极为相似，都是红肿硬结，偶有脓点，并且都在头面部发病。因此方症对应，自然想到了用此方治疗结节性痤疮，日后同行可以一试该方验证效果。

淋证特效方：加味四物滑珀汤

主方：当归 15g，川芎 10g，赤芍 15g，生地黄 30g，滑石 30g，琥珀 6g，怀牛膝 30g，金银花 20g，蒲公英 20g，木通 6g，甘草 10g。

医案一：李某，女，62 岁，山西原平人，就诊时间 2020 年 6 月 10 日。

主诉：前几天因为有些事比较忙，着急上火，突然出现小便淋沥涩痛，小腹拘挛，尿频无度，痛苦不堪，自觉发热。据她说以前出现过这样的情况。舌尖红，苔微黄，脉细数。

处方：当归 15g，川芎 10g，赤芍 15g，生地黄 30g，滑石 30g，琥珀 6g，怀牛膝 30g，金银花 20g，蒲公英 20g，木通 6g，甘草 10g，生蒲黄 20g。灯芯少许做引。5 剂，水煎不拘次数频服。

第 2 天患者主动打电话告诉，吃了半剂药症状减轻 80%，已经退热，1 剂药服完都快好了。真是比输液还要快，看来中药治病并不慢嘛。

医案二：一位急性泌尿系统感染的患者，26 岁，女性，与医案一的症状基本相同，只是多了腰困腰痛的症状，用药也都一样，我给她开了 5 剂。该患者买了药回家后看见有一味药另包的，问我是什么。我告诉她是琥珀，需要冲服。她挺好奇，服用 1 次后，症状减轻 80%，但是有点犯困瞌睡，一直想睡觉。患者上网查了百度，看到琥珀有治失眠作用，就私自把琥珀放起来了没有喝，就这样效果也很好。把琥珀丢掉是患者后来告诉我的，我提醒到有病或用药千万别百度！

在此说明一下：加味四物滑珀汤原是甘肃名医郑月萍主任的自创方，也发表过论文。我们在深圳工作时每周会进行病例讨论，我分享过在临床用加味四物滑珀汤治疗的患者，效果特别好，但是只适用于急性的。治疗慢性复发的效果也可以，但是本方不是首选方子。如劳淋用补中益气汤等，在此不再赘述。需要重视的两味药，就是怀牛膝和蒲黄，我的恩师王幸福说过是治泌尿系统感染的要药，蒲黄有修复黏膜受损的功效，不可小觑其作用。

面若桃花有良方：血府逐瘀葛根汤

组方：血府逐瘀汤合葛根汤。当归 15g，川芎 10g，白芍 12g，熟地黄 15g，桃仁 12g，红花 10g，川牛膝 10g，柴胡 12g，枳壳 12g，甘草 10g，麻黄 6g，桂枝 6g，葛根 12g，生姜 9g，大枣 6 枚。

医案一：王某，女，32 岁，山西忻州人，教师职业。就诊时间 2020 年 7 月 12 日。

病史：3 年前因家庭琐事生气后，出现胸闷叹气，喉部如有物哽，月经不调，大约半年后，面部出现黄褐斑，服用逍遥丸，六味地黄丸效果不佳，1 年后面部颜色暗黑，胸闷刺痛明显，手脚冰凉。

刻诊：面色暗黑，情绪低落，唉声叹气，身体消瘦，像是营养不良似的，月经量少，大便干稀不调，手脚凉，平时有点怕冷，舌质暗红，舌面有瘀斑点，舌下青筋明显，脉弦细涩无力。

我记得患者当时气不顺，血不通，整个人非常低沉，觉得自己倒霉，别人对她不好，命运不公平，整个世界都欠她的。我看诊完毕，先不开处方，一边劝导安慰，一边骂她，这是心病，服用药物是一方面，开导也是很重要的，就是赵本山老师说的：话疗。结果话疗的她哇哇大哭！吓我一跳，把药房的徒弟和其他患者也吓坏了，以为怎么了？不过患者突然好像想明白什么了，对我说开药吧。我要开心的生活！

处方：当归 15g，川芎 10g，白芍 12g，熟地黄 15g，桃仁 12g，红花 10g，川牛膝 10g，柴胡 12g，枳壳 12g，甘草 10g，麻黄 6g，桂枝 6g，葛根 12g，生姜 9g，大枣 6 枚，玫瑰花 10g，生、炒麦芽各 15g。7 剂，水煎每日 3 次。

2020 年 7 月 20 日二诊：患者进门脸上有了笑容，见我面好像有点不好意思，估计是因为上次说话有点尖锐，话疗过度。不过话疗确实管用，用药猛见效快，把患者骂醒了，我记得其中两句话是：你不要拿别人的过错惩罚自己，另一句是：如果没有你，太阳依然是东升西落，别人照样吃香的喝辣的，而你看病花钱，自己受罪，而且有些病花钱还不一定能治好，何苦呢？刻诊见情绪好了不少，面色比初诊好了很多，诉手脚凉缓和，胸闷胸痛减轻，排气增加，原来是胸腹胀不排气的。舌面瘀斑没有多大改变，舌下青筋变细变淡，还稍有怕风，舌质暗红减轻，脉象依然是弦细略涩。原方原量服用，7 剂，处方同上。

2020 年 7 月 28 日三诊：患者虽然没有面带桃花，但是有笑容了，胸闷叹气基本没有了，面色也白了不少。整体好转，怕风症状消失，还给我送了定襄特产粉蒸肉，主诉有点多梦，月经比之前好多了，接近正常，于是调整处方。

处方：当归 15g，川芎 10g，白芍 12g，熟地黄 15g，桃仁 12g，红花 10g，川牛膝 10g，柴胡 12g，枳壳 12g，甘草 10g，玫瑰花 10g，生麦芽 15g，生龙骨、生牡蛎各 30g，合欢皮 15g，夜交藤 30g。7 剂，水煎服每日 3 次。

2020 年 8 月 15 日四诊：由于患者单位开会学习，无法按时复诊，导致这次复诊间隔时间有点长。也许是患者心情好，愿意打扮自己了，衣着时尚，还带来一位痛经的同事看病和做伴，在此不多说。轮到她看诊时我竟然没有认出来！搭脉的同时问她哪里不舒服，她说病基本痊愈了，但还想巩固调理一下。我抬头刚想问之前什么病，才看出来是她！真是面若桃花，气色由内而外的白里透红。患者诉做梦也少了，其他也还好。再吃7剂，巩固疗效。

按：血府逐瘀汤是可以治气分、血分的良方，活血化瘀，疏肝理气。桔梗，牛膝一升一降，舒畅气机。该患者胸闷胸痛，手脚冰凉就是气机不畅，阳气被遏阻，不得外宣所导致。葛根汤是在一次学习时一位老师提到过的。

我对这位患者印象特别深刻，因此在编书的时候第一个想到的患者就是她。当然她后来给我介绍了几十位患者来看病印象也就更深。

写此案例的目的不是说成功治愈，主要说明医生与患者的沟通很重要。我看病没有那么快，会仔细询问患者家中事情，以及发病时长，从开始到现在的过程以及治疗经过。因为好多疑难的慢性病缠绵多年，已经不是发病初期的病因病机了，有的是疾病本身的发展变化，有的是人为的纠偏，为什么古书就有误用汗法，误用下法等？那就是人为纠偏的。临床当中最为常见的就是牛皮癣的治疗，有一种类型的牛皮癣症状是色白，褪皮不多或不褪皮，几乎没有瘙痒或轻微瘙痒，也就是由感冒引起的，看上去明显就不是阴虚血燥或血热血瘀，而是属寒证，临床用人参败毒汤或荆防败毒汤治疗。但是有的人用了清热凉血甚至是大量苦寒药，中医学中辨证最基本的是阴阳，表里，虚实，寒热。这里说的就是寒热的区分，几个月苦寒药吃下来，效果不好，甚至无效，且败伤脾胃，导致食欲差，胃凉，大便稀溏，腹泻。有的同行告诉患者腹泻是为了排毒，我是不敢苟同该理论的。因此说不要做三分钟医生，我倒觉得望闻问切里边的问是非常重要的，因为它代表的是患者的感受，也就是体感，怎么难受患者比谁都清楚。

在此我讲一个自己既失败又后悔的医案。我经常给学生讲一定要辨证，不要拿着一堆处方等患者，见了患者诊断以后再下结论。结果自己"打脸"了。

那是2015年的一个夏季，具体几月忘了，只记得当时穿短袖。下午4点多，我的一位太原电视台的患者介绍另一位就在我们门诊楼上住的患者，是一位 70 多岁的老太太，当时我正好有事要出去，坐下后就把脉顺便问了一句：哪里难受？老太太说：头晕头蒙，食欲差，没精神，口干。我一看，呀？真的有人看着书生病了？这不是小柴胡汤证吗？头晕，默默不欲饮食，口干，精神差，但有一症便可用小柴胡汤。当时就开了 5 剂，还不忘嘚瑟一下告诉人家说，有可能 2～3 剂就好了，小毛病。老辈人说一嘚瑟就会出问题，果然在我这里应验了。第二天上午我正在门诊看病，老太太的姑娘来了，人家有素质，有修养，且是朋友介绍过来看病的。等我把别的患者看完了才悄悄和我说：巩大夫，我妈昨晚吃了一次药，难受坏了！我就蒙了。那能怎么办呢？我让姑娘把老太太领过来吧，再看看，姑娘回去了，然后就没有然后了。

自己想想，看这不用心辨证的结果，后悔的我呀！因此现在想起来，送给正在看这本书的你，临床看诊一定要仔细，反复的辨证，哪怕是把症状都写出来，看到一个症候群，以便于判断。

这也就是固有思维和惯性思维惹的祸。失败的医案说完了，继续分享成功案例，失败经常有，主要看比例。下面我们探讨一个看到患者无从下手的治疗思路。

诸症繁多，查无实据：血府逐瘀汤

主方：当归 12g，川芎 10g，赤芍 12g，生地黄 12g，桃仁 10g，红花 9g，川牛膝 12g，柴胡 12g，枳壳 10g，桔梗 10g，甘草 10g。

大家在临床当中经常会遇到这样的患者，症状乱七八糟，辨不清虚实寒热，一团乱麻，治疗起来无从下手，这就是西医所说的神经官能症或自主神经功能紊乱。全身难受或有些地方难受，据患者的描述就是浑身是病，无法和大夫主诉，不知道从哪说起，又担心大夫没有时间听。到医院检查，医院说没事，检查结果正常，没病回去吧。患者心中很是纳闷，这么难受怎么会没病？由不得胡思乱想，莫非是得了不好的病？连医院的高级仪器都查不出来，本节讲的就是这个乱七八糟的病，其实它是有方可用的。

医案：白某，女，62 岁，山西太原小店区人，就诊时间 2019 年 9 月 11 日。

当时是出诊上门看的病，患者是我一个朋友的同事母亲，家属代诉老人得了大病，出不了门，很多年了，中药西药吃了很多无济于事，各大医院检查不出来问题，患者吃药也发愁后来放弃治疗了。我当时心想这找大夫不服药，怎么治病？不管怎么样还是抽时间去了一趟。

主诉：全身是病，患者自诉除了头发没啥事，剩下的都有病，我心想：那也按照中医十问的顺序问问吧，结果还真是！问哪哪都不好，头晕，头疼，不想吃饭，全身疼，但是按哪都不疼，四肢麻木，胸闷胸痛，又怕冷又怕热，大便时干时稀，吃了偏热的药上火，偏凉的药胃寒拉肚，偏补的药更是难受。她的主诉真的把我整蒙了。舌质紫暗，舌面有瘀斑点，舌下青筋瘀堵明显，脉弦细。

她的舌象让我想起来一个案例，深圳陈总，有一次陪她爱人来看病，肺癌化疗后调理，看完后自己也想看看，把脉后略偏弦，肤色发暗黑，当时以为人家就是那样的黑皮肤，据他自诉身体没问题，每天游泳，就是想调理一下。既然是注重调理，那就来个血府逐瘀汤吧。

处方：当归12g，川芎10g，赤芍12g，生地黄12g，桃仁10g，红花9g，川牛膝12g，柴胡12g，枳壳10g，桔梗10g，甘草10g，生麦芽15g，玫瑰花10g，郁金10g。7剂，水煎每日3次。

二诊：舌下青筋好了90%，于是原方继续7剂。

三诊：患者面色白了很多，他问我说：主任，您看我脸色白了没有？我说确实是白了好多，他说公司的人都说他的脸色好看了，而且最明显的是感觉呼吸通畅了，就像打开窗户一样可以大口呼吸了。既然有效那就再来7剂。

后来药房的人告诉我说患者经营了几家工厂，效益不好，又加上妻子得了肺癌，心情不好，压力也大，这就是肝郁血瘀了，所以效果不错，药病相投。

看完这个小插曲，再来看老太太的病吧。面对错综复杂的症状，只有从舌象下手了。

处方：当归12g，生地黄12g，赤芍12g，桃仁10g，红花9g，枳壳10g，甘草10g，柴胡18g，川芎10g，桔梗10g，川牛膝12g，茯苓12g，白术12g，干姜5g，薄荷6g。7剂，水煎服，每日3次。

老太太说治不好了，不想吃药了，人老了什么都不怕了。我安慰她说没事的，不会是大病。老太太半信半疑地看着我。

过了几天，家属联系我要求继续吃药，说老太太非要吃了，估计是有效。我一听有戏，告诉患者家属原方继续服用就行了。

过了1个月，我在外地学习，我朋友给我打电话说患者家属要请我吃饭，要感谢我治好了老太太，我委婉地拒绝了，况且人也不在太原。后来也偶遇了一次，闲聊起来家属说老太太要强，脾气大，3年前和儿媳妇吵架后，由于家事不便告诉外人，所以把老太太气着了。

按：此方是血府逐瘀汤和逍遥散合方。

血府逐瘀汤，出自清代名医王清任的《医林改错》。为理血剂，具有活血化瘀，行气止痛之功效。主治胸中血瘀证。胸痛，头痛，日久不愈，痛如针刺而有定处，或呃逆日久不止，或饮水即呛，干呕，或内热瞀闷，或心悸怔忡，失眠多梦，急躁易怒，入暮潮热，唇暗或两目暗黑，舌质暗红，或舌有瘀斑、瘀点，脉涩或弦紧。临床常用于治疗不稳定型心绞痛、风湿性心脏病、胸部挫伤及肋软骨炎之胸痛，以及脑血栓形成、高血压病、高脂血症、血栓闭塞性脉管炎、神经官能症、脑震荡后遗症之头痛、头晕等属瘀阻气滞者。

逍遥散出自《太平惠民和剂局方》。

组成：北柴胡（15g），当归（15g），白芍（15g），白术（15g），茯苓（15g），生姜（15g），薄荷（6g），甘草（6g）。

功效：疏肝解郁，健脾和营。

主治：肝郁血虚，而致两胁作痛，寒热往来，头痛目眩，口燥咽干，神疲食少，月经不调，乳房作胀，脉弦而虚者。

逍遥散是个经常用得好方子，专治不开心，心中闷闷不乐。由于生气后肝木克脾土，导致消化不好或食欲差，因此逍遥散就是治肝郁脾虚的好方子，服用以后食欲也会好。

至于血府逐瘀汤我临床使用率更高，能治气分，血分，气机升降失常，气滞血瘀引起的一系列症状，用恩师王幸福的解释就是诸症繁多，查无实据的专方。

柴归汤

主方：柴胡 15g，黄芩 5g，半夏 10g，党参 10g，生甘草 5g，当归 10g，川芎 15g，白芍 20g，白术 15g，茯苓 15g，泽泻 15g，干姜 10g，红枣 20g。

辰某，女，50 岁，山西太原人，就诊时间 2020 年 7 月 4 日。

主诉：咽部及两侧憋胀 3 年，目测是有肿大，呈对称性，质软不坚，医院诊断为甲状腺肿大结节，二便调，偶有咽干，睡眠可。舌质暗红，脉弦滑。

处方：柴胡 15g，黄芩 5g，半夏 10g，党参 10g，生甘草 5g，当归 10g，川芎 15g，白芍 20g，白术 15g，茯苓 15g，泽泻 15g，干姜 10g，牡蛎 30g，天花粉 12g，夏枯草 15g，红枣 20g。7 剂，水煎服，每日 3 次。

2020 年 7 月 13 日二诊：主诉效果很好，咽部憋胀减轻，感觉甲状腺也缩小了，既然有效，就原方继续服用，随即又开 7 剂。

后来的几次复诊都是微信看诊的，自行抓药服用，5 个疗程治愈。

无度有偶，该患者的亲戚董大夫是中医，和我也是好朋友，得知她吃了药好了以后就要了处方，在后来遇到同样的患者就用此方，基本没变，效果依旧很好，特意向我反馈信息。

时间移到 2021 年，我看到某公众号里边阐述了柴归汤的临床拓展应用，以及处方来源，是由南京的黄煌老师起初运用的，并以病例说明其疗效、应用思路以及放大后的功效。今日特复制过来呈现给各位读者学习思考，原文如下。

一、柴归汤的总结与发现

今天第一个走进诊室的是位女性，甲亢、桥本氏甲状腺炎4年的患者。患者上周初诊，我给她用的是小柴胡汤合当归芍药散，水煎。今天她欣喜地告诉我感觉好多了，原本百余次的心率已经降为80多，而且疲劳感明显减轻。她患病后曾口服药物治疗，但肝功能出现异常，于是，她寻找中医治疗，但效果一直不明显。她笑着说：这次的中药吃对了！看着她变得微微泛红的脸色，我也很高兴。

这个案例不是第一个用小柴胡汤合当归芍药散治疗甲状腺炎。这些年来，不时有这种患者来求方，大多是中青年女性，或者心悸心慌、消瘦、燥热、出汗；或者畏寒、浮肿、肥胖、无力、便秘、闭经等。无明显不适，于无意中发现甲状腺肿大者用小柴胡汤合当归芍药散，可以改善症状，进而调整甲状腺功能。我常大剂量使用柴胡、白芍，甘草的用量也比较大。

为何用这张方？第一，这种病反复发作，时进时退，与小柴胡汤证的"往来寒热""休作有时"同类；第二，患者多为女性，且多有月经失调，或周期参差，或闭经，其人大多脸色黄，或浮肿，或便秘，或腹泻，或腹痛，或心悸，或头痛，与当归芍药散证相符。也就是说，我着眼的不是病名，而是体质，是整体。

其实，小柴胡汤合当归芍药散并不是甲状腺炎的专方，还可用来治疗很多女性的常见病，如同属于自身免疫性疾病的自身免疫性肝炎、干燥综合征、系统性红斑狼疮、类风湿性关节炎等，发现只要方人相应，都有效果。

我隐约觉得，这张方是一种极具研究开发价值的纯天然的免疫调节剂。为了便于记忆，我给它起了个朴实的方名——**柴归汤**。

二、柴归汤体质说明

常为柴胡当归兼夹体质者，中青年多见。形体中等、肤色偏黄、干燥少泽，颜面黄暗常有黄褐斑，或浮肿貌。对不适症状的体验细致，主诉繁多，乏力疲劳和冷感明显。常见症状如恶风怕冷、手脚冰冷，关节与肌肉酸痛、晨僵。常伴头晕心慌睡眠欠佳。易患疾病谱，易感冒，易出现过敏性症状（喷嚏鼻痒、皮肤瘙痒、目痒干涩）或罹患自身免疫性疾病，易出现经前紧张综合征，月经失调、经量减少、经色暗。

1. 该体质状态平时应注意防寒保暖，尤其是经期保健，避免生冷、劳累并保持愉悦的心情。

2. 柴归汤为小柴胡汤与当归芍药散合方，适合以下疾病。

(1) 自身免疫性疾病：如强直性脊柱炎、未分化脊柱关节病、类风湿性关节炎、成人斯蒂尔病、干燥综合征、系统性红斑狼疮、风湿性多肌痛、慢性淋巴细胞性甲状腺炎、免疫性肝病等；

(2) 变态反应性疾病：如过敏性鼻炎、支气管哮喘、过敏性紫癜、过敏性皮炎、湿疹、荨麻疹、异位性皮炎、日光性皮炎等；

(3) 神经内分泌失调等疾病：如黄褐斑、月经不调、痛经、闭经、不孕症、胎停流产、偏头痛、慢性疲劳综合征等。

三、柴归汤调案例

附《黄煌经方医案》之"柴归汤调治案"如下。

患者田女士，42 岁。2011 年 7 月 11 日初诊。

主诉：怕冷伴失眠 9 年。

病史：体中略瘦，面黄有少许黄褐斑，下眼睑轻浮。身高 159cm，体重 50kg。患者诉当年坐月子期间吹空调受了寒。之后一直怕冷，冬季脖子必须捂紧，诉周身骨头里发寒。夏天不敢开空调，但有时又怕热、手心发烫、出汗多。睡眠欠佳，时有头痛。身上皮肤时有瘙痒。无口干眼干。食欲好。大便 1～3 天 1 行，偏干。小便偏黄、量偏少。月经 28 天 1 行，经行 5 天，量少，经色红。行经无明显不适。

家族史：无特殊。

查体：双下肢皮肤干燥。舌淡苔薄。脉弦细。

处方：荆芥 15g，防风 15g，柴胡 15g，黄芩 5g，半夏 10g，党参 10g，生甘草 5g，当归 10g，川芎 15g，白芍 20g，白术 15g，茯苓 15g，泽泻 15g，干姜 10g，红枣 20g。15 剂，水煎，每剂服用 2 天。

2011 年 8 月 29 日二诊：药后怕冷及气色明显好转，晚上亦可伸腿在被子外。出汗减少，睡眠可，双下肢皮肤仍干，大便干，1～2 天 1 行。舌淡苔薄，脉细。原方续服，15 剂，水煎。每剂服用 2 天。

按：（薛蓓云整理）"寒非寒、热非热、实非实、虚非虚"是黄师在近 3 年总结柴归汤证时所言，用一个字来描述就是"乱"！有体内气血水的失调之乱，现代医学检查常发现有免疫系统、内分泌、自主神经等功能的紊乱。荆防柴归汤是中年女性常用到的一张体质调理方。宜小剂守方服用。

通过以上的医案我们可以看出，治疗一些找不到头绪的患者，无从下手时，不妨用以上方子看看效果。

四方合用治皮肤顽疾

主方：土茯苓 60g，莪术 10g，紫苏叶 10g，乌梅 10g，防风 10g，甘草 10g，紫草 15g，徐长卿 30g，水牛角 30g，牡丹皮 12g，赤芍 15g，生地黄 30g，乌梢蛇 15g，僵蚕 10g，地龙 10g，蝉蜕 9g，槐花 30g。

方解：该方由皮肤解毒汤、犀角地黄汤、四虫养阴汤、土槐饮组成。

功效：清热凉血，疏风解表，养阴活血。

主治：湿疹，结节性痒疹，鹅掌风。

医案一：巩某，女，48 岁，山西榆社县人，就诊时间 2021 年 5 月 31 日。

主诉：双手掌及指头增厚干裂褪皮，出血，瘙痒 3 年，多方医治均未愈，诊所两位大夫告诉她这辈子治不好了，县里一位医生告诉她说中医院来了中医专家，可以去试试看。外用药膏无数，就诊时看到已经出现满月脸，水牛背，一诊所让她服用激素 2 个多月，药名不详。舌暗红，苔湿滑，脉滑。

诊断：鹅掌风。

处方：土茯苓 60g，莪术 10g，紫苏叶 10g，乌梅 10g，防风 10g，甘草 10g，紫草 15g，徐长卿 30g，水牛角 30g，牡丹皮 12g，赤芍 15g，生地黄 30g，乌梢蛇 15g，僵蚕 10g，地龙 10g，蝉蜕 9g，槐花 30g。6 剂，水煎服，每日 3 次。

2021 年 6 月 7 日二诊：由于有事，未出门诊，据患者说效果很好，徒弟按照原方开了 6 剂。

2021 年 6 月 14 日三诊：患者很开心，基本上好了，只剩下掌心一点结痂，看上去快褪掉了，没想到 12 剂药效果这么快，效不更方，继续原方 6 剂。

2021 年 6 月 23 日：患者微信联系，并拍照给我看手掌，已经痊愈如初。

医案二：董某，72 岁，山西五台人，就诊时间 2021 年 4 月 12 日。

主诉：背部，臀部红色丘疹，瘙痒，日轻夜重，并伴有黄色渗出液，多方医治效果不佳，由一中医朋友推荐于我微信看诊，舌苔脉象不详，只有微信照片。

诊断：湿疮（湿疹）。

治法：清热除湿，养阴通络，疏风止痒。

处方：土茯苓 60g，莪术 10g，紫苏叶 10g，乌梅 10g，防风 10g，甘草 10g，紫草 15g，徐长卿 30g，水牛角 30g，牡丹皮 12g，赤芍 15g，生地黄 30g，乌梢蛇 15g，僵蚕 10g，地龙 10g，蝉蜕 9g，槐花 30g，路路通 12g。7 剂，水煎服，每日 3 次。

2021 年 4 月 20 日二诊：患者主诉服药后瘙痒很快减轻，晚上可以安然入睡，渗出液明显减少，效不更方，继续守方复进 7 剂。

2021 年 4 月 28 日三诊：主诉不再瘙痒，渗出液没有了，大部分丘疹结痂已褪掉，好转 90%。原方 7 剂继续服药。

之后电话回访已经痊愈。

医案三：陈某，女，56 岁，山西五台东冶人，就诊时间 2020 年 5 月 10 日。

主诉：腰部，臀部大面积湿疹 2 年，并伴有皮肤增厚，由于瘙痒抓挠皮肤脱落，有少量渗出液，瘙痒无度，外用药膏效果不明显，中药不间断服用 1 年，收效甚微。痛苦至极，形体肥胖，舌偏红，苔黄腻，脉濡滑。

诊断：湿疮（湿疹）。

处方：土茯苓 60g，莪术 10g，紫苏叶 10g，乌梅 10g，防风 10g，甘草 10g，紫草 15g，徐长卿 30g，水牛角 30g，牡丹皮 12g，赤芍 15g，生地黄 30g，乌梢蛇 15g，僵蚕 10g，地龙 10g，蝉蜕 9g，槐花 30g，路路通 12g，老龙皮 15g，黄连 6g。7 剂，水煎服，每日 3 次。

服药第 3 日患者打电话给我，高兴地反馈瘙痒几乎没有了，原来的大夫给她吃了 3~4 个月中药才能见效，没想到这次效果这么快。

2020 年 5 月 18 日二诊：渗出减少，没有瘙痒，不必抓挠，部分丘疹结痂，既然有效就原方继续服用 7 剂。处方同上。

2020 年 5 月 26 日三诊：湿疹好转 80%，皮肤增厚处变薄，大部分结痂脱落，皮肤光滑了很多。处方不变，继续原方守进服用 7 剂。

2020 年 6 月 10 日，患者想减肥遂来就诊，我特意看了看她湿疹的部位，已经痊愈。

脱发困扰你别愁，乌连椒汤解烦忧

方歌：脱发再生乌连椒，菊珍山药首归芍，地草沙胆黑芝麻，专治诸般脱头发，头面油光炒山楂，前半部分白芷从，两侧柴胡引肝经，后脑勺加羌活根。

主方：乌梅10g，黄连9g，川椒9g，菊花10g，珍珠母30g，山药30g，制首乌15g，当归12g，熟地黄15g，甘草10g，沙参12g，胆南星10g，黑芝麻30g。

辨证加减：头面油大，加炒山楂20g，茯苓30g，赤石脂15g；前半部分脱发加白芷10g；两侧脱发加柴胡12g；后脑勺脱发加羌活10g；头发细黄无光泽加菟丝子30g；头皮屑瘙痒加白蒺藜15g；另外加天麻30g，木瓜30g，川芎10g，白芍30g，川楝子15g。

医案一：李某，女，42岁，山西沁县人，就诊时间2021年3月10日。

主诉：3个月前出现不明原因脱发，后来发展到不敢洗头，每次都是大把脱发，心里特别恐惧，戴不戴帽子都觉得不合适，于是到门诊看诊，吴主任用生发乌连椒汤加味。

处方：乌梅10g，黄连9g，川椒9g，菊花10g，珍珠母30g，山药30g，制首乌15g，当归12g，熟地黄15g，甘草10g，沙参12g，胆南星10g，黑芝麻30g，白芍20g。10剂，水煎服，每日3次。

20天后患者电话告知，吃药7日脱发停止，半个月后脱发处长出细小头发。效果不错。

医案二：陈某，男，29岁，山西汾酒厂工程师，就诊时间2021年6月2日。

其妻是我原单位护士，找我微信看诊，家属代诉患者最近工作压力大，再加上每天喝酒，无意间发现后脑及两侧斑块型脱发，现在还在继续脱发，感觉很害怕，拍照舌红苔稍厚，脉象不详。

处方：乌梅10g，黄连9g，川椒9g，菊花10g，珍珠母30g，山药30g，制首乌15g，当归12g，熟地黄15g，甘草10g，沙参12g，胆南星10g，黑芝麻30g，白芍20g，菟丝子15g，天麻20g，羌活6g，木瓜30g，川芎10g。7剂，水煎服，每日3次。

2021年6月12日微信二诊：家属代诉脱发停止，有效果。此方治疗脱发确实有效，于是效不更方继续服用7剂。

2021年6月21日微信三诊：患者家属告知，脱发处已经长出新头发了。既然有效，原方不变继服7剂，服完后不需要再次复诊。我建议后期用金鸡虎补丸合七宝美髯丹巩固疗效。

漫谈仙鹤草，巧治脱肛病

仙鹤草，别名龙芽草、止血草、狼牙草、黄龙尾、痢疾草、毛鸡草、龙须草，为蔷薇科龙牙草属植物龙芽草的干燥全草。仙鹤草一名见于《伪药条辨》，原名龙牙草。宋代《图经本草》始有"施州（今湖北西部）龙牙草"的记载，谓："治赤白痢。"《生草药性备要》补充为："理跌打伤，止血，散疮毒。味苦、涩，性平；入肝、肺、脾经。功效收敛止血，止痢，杀虫。"本品味苦涩而平，故能收敛止血，且性较平缓，可广泛用于治疗多种病因引起的出血证，既能收涩血管，促进血小板的生成，以加速凝血而止血；又能强心、调整心率、消除疲劳，用于治疗各类心脏病的心力衰弱、心律不齐等；还有补虚、消积、止痢、杀虫解毒消肿等功效，治疗血痢、疟疾、脱力劳伤；外用治痈肿疮毒。近年来，广泛用于治疗滴虫性阴道炎、全血细胞减少症、糖尿病、癌肿等。

现代药理研究：仙鹤草素有促进血液凝固、收缩周围血管、缩短出血及血凝时间、增加血小板数、抑制纤维蛋白溶解等作用；有强心、调整心率、增加细胞的抵抗力、离体子宫有类似肾上腺素作用；能兴奋呼吸中枢、骨骼肌；对枯草杆菌、金黄色葡萄球菌、人型结核杆菌均有抑制作用，对阴道滴虫有抑杀作用；对小鼠肉瘤180、子宫颈癌14、脑瘤22、艾氏腹水癌、黑色素瘤16、大鼠瓦克癌256均有抑制作用。

一、应用特色

仙鹤草又名脱力草，性味苦涩而平，止血作用突出，无论何部位出血，寒热虚实皆可单用或配伍应用。如《岭南采药录》有："治赤白痢及咯血、吐血：仙鹤草三钱至六钱，水煎服。"《滇南本草》亦有："治妇人月经或前或后，赤白带下，面寒腹痛，日久赤白血痢。"《百草镜》更谓："下气活血，理百病，散痞满；跌仆吐血，血崩，痢，肠风下血。"

另外，仙鹤草还有一个重要的功能就是强壮扶正补虚，在辨治脱力劳伤、神疲乏力、面色萎黄、气虚自汗、心悸怔忡等症中可获得良好的疗效，正如名医干祖望所说："凡人精神不振、四肢无力、疲劳怠惰或重劳动之后的困乏等，土语称为脱力。到药铺里抓一包脱力草（不计分量的）加赤砂（即红糖，也不拘多少），浓煎2次，服用，一般轻者1～2服，重者3～4服，必能恢复精神。"干祖望创制并善用扶正补虚的良方"三仙汤"，其中的主药就是仙鹤草，其谓："脱力草者，仙鹤草也……凡无外邪的各种疾病而神疲怠惰者，都可使用……效果殊佳。"因之余常戏谓之"中药的激素"（《干祖望医话》），此诚非虚语。四川省名中医余国俊在应用柴胡桂枝汤时因虑方中人参壅补，改用仙鹤草30～50g，效验即彰，谓"此药扶正力宏而不留邪，绝无激素类药物的不良反应"。现代著名中医药学家叶橘泉在其编著的《现代实用中药》中概括仙鹤草的功能为强壮性收敛止血剂，兼有强心作用。国医大师朱良春亦善用仙鹤草的扶正补虚功能，单用本品治疗气血虚弱之眩晕，有一定效果；还常以仙鹤草配黄芪、大枣，治疗血小板减少性紫癜。

仙鹤草还有"强心作用"，尤其对心动过速者，其效甚著。施今墨老先生每遇心动过速者，急用仙鹤草、地锦草，龙眼肉合冰糖服之，少时即安。

脱肛主方：仙鹤草60g，黄芪60g，人参10g，甘草10g，白术12g，当归12g，陈皮6g，升麻5g，柴胡9g，防风3g，麻黄3g。

医案一：裴某，男，37 岁，山西榆社人，就诊时间 2021 年 5 月 11 日。

主诉：2018 年在老家盖房子的时候，因用力过度，导致脱肛，每次排便时直肠都会脱出成肉团状，需要用手按捺才能回去，偶有便血，大便不干，小便正常。

刻诊：身体消瘦，舌淡苔白，脉沉细无力。

处方：仙鹤草 60g，黄芪 60g，人参 10g，甘草 10g，白术 12g，当归 12g，陈皮 6g，升麻 5g，柴胡 9g，防风 3g，麻黄 3g，卷柏 30g，生地榆 30g，茜草 12g。7 剂，水煎服，每日 3 次。

2021 年 5 月 17 日二诊：诉便血没有了，脱肛减轻了，但是还会出来，考虑黄芪剂量小了，又病程日久，随即改方。

处方：仙鹤草 70g，黄芪 100g，人参 10g，甘草 10g，白术 12g，当归 12g，陈皮 6g，升麻 5g，柴胡 9g，防风 3g，麻黄 3g，卷柏 15g，生地榆 15g。7 剂，水煎服，每日 3 次。

2021 年 5 月 25 日三诊：诉没有便血，脱肛减轻，脱落不多，无须用手按捺也能自己回去了。继续加大黄芪用量开 7 剂。

处方：仙鹤草 70g，黄芪 120g，人参 10g，甘草 10g，白术 12g，当归 12g，陈皮 6g，升麻 5g，柴胡 9g，防风 3g，麻黄 3g。

2021 年 6 月 3 日四诊：脱肛症状没有了，随即开药 7 剂巩固疗效，原方原量不变。并嘱咐患者，服完药以后服用补中益气丸 1 个月，以防复发。

医案二：高某，女，46 岁，就诊时间 2017 年 7 月 6 日。

该患者是我们医馆老板的朋友，当初找老板是想从医院找一个好的妇科大夫做手术的，据她说是严重的子宫脱垂，甚至阴道内壁都脱出来了，走路都会脱落出来，而且尿频，确实挺严重的。老板问我有没有认识的妇科大夫。当我听说是子宫脱垂时，感觉中医可以治疗，就让他告诉朋友先过来看看吧，实在不行的话，再做手术。

患者来到医馆，我说了自己的想法，可以用中药试试。患者说中药吃多了，没明显效果，都说是气虚，中气下陷。她还让我看了处方，其他药不说，黄芪30g！这么严重的病，这么小的剂量恐怕不行吧？我对患者说给我半个月时间，如果中药效果不好，我给她找外科大夫去。患者半信半疑地答应了，那就先吃7剂看看效果。

处方：仙鹤草90g，黄芪200g，人参12g，甘草10g，白术15g，当归15g，陈皮6g，升麻5g，柴胡9g，巴戟天30g，益智仁30g，肉桂6g。7剂，水煎服，每日3次。

7月15日二诊：患者十分高兴，说有效果，走路不会脱出来了，尿频明显好转，但是还会脱落，只是不会脱出来那么多了。我一看有效，那就继续服用，药量那么大了，不需要调整处方了，原方原量继续服7剂。

7月24日三诊：患者说基本没有脱垂了，尿频没有了，还是有种想脱出来的感觉，但是没出来。又诉服药有点上火。这是剂量有点大，也该减量了，于是调整处方。

处方：仙鹤草60g，黄芪150g，人参12g，甘草10g，白术15g，当归15g，陈皮6g，升麻5g，柴胡9g，巴戟天15g，益智仁10g，肉桂6g。

8月2日四诊：患者主诉基本治愈，症状消失，仍有上火，口干舌燥及便秘，继续减量服用。

处方：仙鹤草60g，黄芪100g，人参9g，甘草10g，白术15g，当归15g，陈皮6g，升麻5g，柴胡9g，生地黄20g，玄参20g，麦冬20g。7剂，水煎服，每日3次。

患者此后再没有来复诊，电话告知已经痊愈。虽然逾期，超过了我对她说的半个月，但是也痊愈了，避免了一场手术。

按：仙鹤草，脱力草，可以强壮扶正补虚，配合专治中气下陷的补中益气汤，效果非凡，在此后的临床中，我运用的比较多。

全身酸痛 20 年困扰心烦：五积散初试

　　五积散首见《太平惠民和剂局方》，该书记载："调中顺气、除风冷、化痰饮。治脾胃宿冷，腹胁胀痛，胸膈停痰，呕逆恶心，或外感风寒，内伤生冷，心腹痞闷，头目昏痛，肩背拘急，肢体怠惰，寒热往来，饮食不进，及妇人血气不调，心腹撮痛，经候不调，或闭不通，并宜服之。"

　　处方：苍术 15g，白术 15g，桔梗 12g，麻黄 12g，枳壳 15g，陈皮 15g，厚朴 12g，干姜 12g，姜半夏 10g，茯苓 12g，甘草 9g，白芷 10g，当归 10g，白芍 20g，川芎 10g，肉桂 9g。

　　患者，男，我徒弟的朋友，当时只开了方子，未写姓名。该患者年龄大约 70 岁，在我徒弟药店隔壁开了一个商店，由于工作的特殊性，中午和晚上在店里吃凉的肉或菜，喝点酒，之后在简易床上躺着休息。7 年前出现全身酸痛，重着，多方医治无效，中药吃了不少，后来无意间发现伤风停胶囊吃了管用，于是一吃就是好几年，且剂量越来越大，现在基本上每天吃 1 板（10 粒），每次买药就是整包拿（300 板）。这次来药店又是来买伤风停胶囊的，徒弟说这样下去可不行，让我师父给你吃点中药吧。他犹犹豫豫的，诉之前吃了太多的中药不管用，后来答应试试看。我当时想了好多方子，身痛逐瘀汤、小续命汤、血痹汤、麻黄加术汤等。但是考虑到这么多年别的大夫都用遍了，均无效，后来我发现患者的病情和生活习惯有关，吃凉肉、喝酒、简易床上躺着睡觉，寒凉积食加上受凉，舌淡苔白满布，喜热饮，怕冷，大便一般不成形，这不是像五积散证吗？于是决定就用此方一试！

处方：苍术 15g，白术 15g，桔梗 12g，麻黄 12g，枳壳 12g，陈皮 15g，厚朴 12g，干姜 12g，姜半夏 10g，茯苓 12g，甘草 9g，白芷 10g，当归 10g，白芍 20g，川芎 10g，肉桂 9g。7 剂，水煎服，每日 3 次。

毕竟多年老病了，处方是开出去了，但说实话，我心里没底，不知道效果怎么样。7 日过后徒弟告诉我，患者喝了有效果，既然有效那就原方不动继续服用。最后的结果是患者痊愈了，不再服用伤风停胶囊了。此方我只用过一次，其他病还没试过。

按：当时考虑用此方是根据他的生活习惯，根据发病原因出的方子，也就是内伤食滞，外感风寒，有点像藿香正气散的症状，不过你仔细看这个方子，还真有点像藿香正气散。看病就是药症对应，灵活应用，有效就行。

痛风病是时代病，中药安全又管用

现在的痛风患者越来越多，而且年龄越来越小。究其原因，还是老话，病从口入！在以往的理解是吃了不干净的、变质的食物或细菌病毒引起的一种疾病。其实还被忽略的病因就是胡吃海喝，以及服用药物引起的高尿酸升高，我们从中医学和现代医学两个方面来看看痛风病的病因病机。

首先从现代医学的角度来解释：这些年，高尿酸血症的患者是越来越多，仅我们国家就有上亿人患病，确实属于多发病了。

我们在临床中经常会遇到这样的事情，很多人体检后拿到"高尿酸"的结果后，赶紧给医生打电话，咨询关于尿酸的问题！先说说，人为什么会得高尿酸。

简单来说，尿酸高有两个原因："废物"排放超标，"处理站"不给力。

人体每天产生尿酸约 750mg，这些尿酸进入尿酸池，尿酸池内约有 1200mg 尿酸。正常情况下，每天新生成的和排出的尿酸基本平衡。

那为什么有些人尿酸就高起来了呢？

这和环境中有害物质超标很相似，要不就是进来太多了，要不就是排出去太少了。90% 以上患者都是尿酸排泄过少所致，只有 10% 是因尿酸产生过多导致造成产生多和排泄少有许多因素。

具体来说，尿酸排泄过少：①遗传因素。尿酸清除率降低，排泄少；②后天获得性因素。药物（如噻嗪类利尿药、阿司匹林、环孢素）、代谢性疾病（糖尿病酮症酸中毒、乳酸性酸中毒、甲状腺功能减退症（简称甲减）、甲状腺功能亢进症（简称甲亢）、高血压、肥胖等。

尿酸生成过多：①遗传因素。遗传性相关酶缺陷导致代谢异常；②后天获得性因素。饮食（高嘌呤食物摄入、饮食果糖含量过高、饮料酒精含量过高）、剧烈运动、血液疾病（骨髓增生异常）、细胞毒性药物的使用（如化疗药）。

尿酸的合成增加或排出减少，造成高尿酸血症；血尿酸浓度过高时，尿酸以钠盐的形式沉积在关节、软骨和肾脏中，引起组织异物炎性反应，而导致红肿热痛。

检查为高尿酸，平时需要注意的问题，相信医生早就给大家说过了，接下来再给大家说些小细节。

一、减少夜宵

大家都知道，要防治高尿酸，饮食绝对是重要的一环。我们平时吃的食物中，大多是含有嘌呤的（特别是海产品、动物内脏），这些吃进去的嘌呤叫外源性嘌呤（占 20%）。

当这些嘌呤经由人体肝脏代谢后，我们的主角尿酸，就出现了。吃夜宵对健康不利，虽然大家都已经听烦了，但是对高尿酸血症患者来说，吃夜宵，尤其是嘌呤含量较高的食物，简直是雪上加霜。

所以，建议高尿酸血症患者尽量别吃夜宵，如果一定要吃，可以吃些清淡且嘌呤含量少的食物。如果高尿酸不引起重视，迟早成"第四高"。

二、多喝水

想要降低血尿酸，除了服用降尿酸药物，医生强调的能有效降尿酸，同时又简单、方便、经济、无副作用的做法，就是多喝水！

其中的道理也不复杂，多喝水可以促进更多的尿酸从尿液中排出，一般是建议每天喝 1500ml 以上。

痛风一般都是在夜间发作，在睡前喝点水，能够预防在长时间的睡眠过程中发生尿酸浓缩，尿酸含量增高。因此，特别建议高尿酸血症患者和痛风患者在睡前喝点水。

至于喝的水，一个安全的选择自然是白开水，而另一个常常和降尿酸药作为黄金搭档的则是苏打水。苏打水可以让尿液呈碱性，还能提高尿酸盐的溶解度，促进更多尿酸排出。

下边再看看中医学对于痛风病的辨证及病因病机的诊断。

痛风患者多见于中老年形体肥胖患者，其脏气渐衰，嗜食膏粱厚味，酿生湿热，损害脏腑功能，致脾肾气虚，功能失常。脾失健运，升清降浊无权，肾虚气化失司，不能分清泌浊，水湿内生，与湿热之邪相恋而成浊毒，滞留血中，随血而行，留滞关节，阻于经络，日久而成瘀滞，伤筋蚀骨而成本病。

急性期应治以清热利湿、化瘀泄浊。用忍冬藤、黄柏、苍术、知母、生石膏等清热利湿药物，改善关节局部症状；用土茯苓、车前草、萆薢利湿化浊，促进尿酸排泄，可迅速缓解病情。

缓解期以化瘀泄浊为主，调补脾肾。以黄芪、党参补脾肾之气；加桃仁、红花、地龙等活血通络药物以改善关节功能，使血尿酸浓度得以降低，且停药后疗效稳定。但必须注意治疗期间，嘱患者多饮水，避免进食高嘌呤食物，戒烟酒，消除诱因，巩固疗效，防止复发。

主方：加味苍柏散。

加味苍柏散出自《医宗金鉴》，原方为治湿热下注、红肿热痒之脚气病所设。裴永清教授提出，当下之痛风病，以膝以下（尤以脚关节）红、肿、热、痛为主要临床表现者，其红属热，肿属湿，痛为不通，湿热兼阻滞下焦，舌质红或暗红，舌苔多白腻或黄腻，多发于以酒为浆、以肉为粮之人，用本方治之效佳。

来源：加味苍柏散，源于《医学入门·卷七》；清代吴谦《医宗金鉴·杂病心法要诀》亦收载。

组成：苍术一钱，白术八分，知母五分，黄柏五分，黄芩五分，当归四分，芍药四分，生地黄四分，木瓜三分，槟榔三分，羌活三分，独活三分，木通三分，防己三分，牛膝三分，甘草一分。

用法：加生姜水煎，温服。有痰，加竹沥、姜汁；大便实，加桃仁；小便涩，倍牛膝。

功效：清热利湿，活血止痛。

主治：湿热脚气而形质实者。

方解：苍术、白术去湿；知母、黄柏、黄芩去热；当归、芍药、生地黄调血；木瓜、槟榔行气；羌活、独活利关节、散风湿；木通、防己、牛膝引药下行及消肿湿；甘草和药。

临床应用提要：刘渡舟教授临床应用此方治疗湿热痹之湿重型，症见四肢沉重困痛，麻木不仁，屈伸不利，关节肿大，色微红，或透亮，或见肌肉萎缩，面色垢滞，小便黄浊不利，大便黏滞不爽，舌红，苔黄厚腻，脉象沉湿。女性患者多见带下量多，色黄味大。

加减法：发作期发热甚者加生石膏30g；关节红肿剧烈者加忍冬藤30g，赤芍15g，制乳香、制没药各10g；痛甚者去苍术，加白芍15g。缓解期气虚者加党参、生黄芪各20g；关节僵硬、活动欠佳者加桃仁15g，地龙10g，红花5g；伴痛风石者加金钱草30g。

有几味是治疗痛风及尿酸高的首选药物：土茯苓60g以上，萆薢30g，白茅根30g，忍冬藤30g，车前草15g，蚕沙15g。

恩师王幸福临床运用龙胆泻肝汤合五味消毒饮，以及桂枝芍药知母汤合猪苓汤效果也非常好。恩师的书籍都有记载。

张某，男，36岁，1年前在一次喝酒后出现右侧外踝红肿疼痛，回家后自行涂抹红花油，第2天早上疼痛加剧，无法下地，随后去当地县医院就诊，尿酸检查680μmol/L，口服秋水仙碱和依托考昔后逐渐缓解，断断续续服用了几个月。

1周前查尿酸为565μmol/L，总感觉踝关节隐隐作痛。遂前来就诊。

刻诊：踝关节红肿不明显，舌质偏红，苔稍厚，脉滑偏数，大便偏稀不利。

处方：苍术10g，白术15g，知母10g，黄柏10g，黄芩10g，当归12g，芍药20g，生地黄30g，木瓜30g，槟榔10g，羌活10g，独活10g，木通6g，防己12g，川牛膝12g，甘草9g，土茯苓60g，萆薢30g，白茅根30g，薏苡仁30g，车前草30g，土鳖虫9g。7剂，水煎服，每日3次。

1周后复诊，患者诉已经不再疼痛，此方有效，想继续服用。开药7剂，并建议患者每剂药喝4次，每日2次。

半个月后患者微信联系，患处没有感觉了，检查尿酸470μmol/L。患者有些害怕喝药，询问能不能只降尿酸。我想到在深圳病例分享时一位同行讲的小方子。

黄芪、车前草、水蛭三味药以3∶2∶1的比例，打粉冲服，每天早上喝5g，并大量喝水。半月后检查，尿酸正常。也有中成药治疗尿酸高的，就是四妙丸和复方金银花颗粒，效果也很好。

口唇鼻子离得近，泻黄散可治通病

一、泻黄散出处

泻黄散出自宋代医家钱乙所著《小儿药证直诀》，又名泻脾散，治脾热弄舌。原方如下。

藿香叶七钱，山栀子仁一钱，石膏五钱，甘草三两，防风四两。上锉，同蜜酒微炒香，为细末，每服一至二钱，水一盏，煎至五分，温服清汁，无时。

在《小儿药证直诀》中，尚有两处见到泻黄散，一处是"目内证"条下："黄者，脾热，泻黄散主之。"另一处是"弄舌"条下："脾脏微热，令舌络微紧，时时舒舌。治之勿用冷药及下之，当少与泻黄散，渐服之。"

二、泻黄散主治脾热

从原文中我们可以读到，泻黄散主治"脾热"。脾热的具体表现是小儿"弄舌"，尚有"目内黄"。

后世方书多谈脾虚、脾寒及脾湿者，极少谈脾热。只有在谈到泻黄散的主治时，才会提到一个似乎属于该方的专用名词"伏火"，或称"脾中伏火""脾经伏火""脾胃伏火"。李东垣书中所称"伏火"与此处"伏火"有别。

细思，火或热与伏火的区别在于前者上达外散，后者郁伏不散。治疗上，前者清中需泻，后者清中需散。泻黄散的主治由"脾热"演变成后世的"脾中伏火"，是后世医家为解读方中防风、藿香的作用，而以方测证的结果。那么，"脾中伏火"的具体表现有哪些呢？

《医方集解》中指出："泻黄散治脾胃伏火，口燥唇干，口疮口臭，烦渴易饥，热在肌肉。"

从理论上讲，脾主肌肉、四肢，开窍于口，其外候为唇；脾恶湿，主运化水湿。脾中伏火的具体表现应该是唇、口、肌肉、四肢之处的火热类病变，也可合有湿邪。从历代医家的记载来看，多见唇口干燥、唇红唇肿、唇疮脱屑、口疮龈肿、弄舌舌裂，以及好发于口、舌、唇、面、四肢之疮疹。

编者按：泻黄散确实治疗口唇相关各类郁热疾病，用途颇广，疗效显著，尤其在儿科运用广泛。

三、泻黄散的君药

泻黄散由五味药组成，非大方复治，应该有明确的君药。令笔者好奇的是，历代方书绝少明确谈该方以何药为君。

那么，泻黄散以何药为君？

部分医家对该方的方解较为精彩，如吴昆《医方考》言："唇者，脾之外候；口者，脾之窍，故唇口干燥，知脾火也。苦能泻火，故用山栀；寒能胜热，故用石膏；香能醒脾，故用藿香；甘能缓脾，故用甘草；用防风者，取其发越脾气而升散伏火也。"

又如王旭高《退思集类方歌注》言："栀子、石膏泻肺胃之火，藿香辟恶除臭，甘草调中泻热。重用防风者，能发脾中之伏火，又能于土中泻木也。诸药微炒香，则能皆入于脾。用蜜、酒调服，则能缓于中上。盖脾胃伏火，宜徐徐而泻却，非比实火当急泻也。"

从上述方论中，我们只能读出该方由三组药物组成：泻火药、醒脾药和散火药，但并没有提到以哪组药为主。

原方中防风用量最重，甘草用量次之，并且与另外三味药的剂量差别较大。按理说，防风当为君药，但防风味辛气温，君以防风泻脾热，似乎也不合临床实际。

那么，甘草可否为君药呢？生甘草味甘走脾，具有很好的清热泻火之功，《伤寒论》中治疗"少阴病，二三日，咽痛者"用甘草汤，即由单味甘草组成。《汤液本草》在甘草条下有："《象》云：生用大泻热火……性缓，善解诸急。"以生甘草甘缓泻脾为君，治小儿"脾热弄舌""脾脏微热"，于理可通，也符合临床。

当然，很少有医家会认同甘草为君，也很少有医家在使用泻黄散时重用甘草。但基于《小儿药证直诀》所载之方、治，笔者认为以甘草为君似较为合理。至于泻黄散用于成人，以栀子、石膏等泻火药为君，属于后世医家在原方基础上的扩展应用。

四、泻黄散之防风用量

关于防风在泻黄散方中用量独重，王旭高解释："重用防风者，能发脾中之伏火，又能于土中泻木也。"脾热，治以泻脾，重用防风（约占全方总剂量的一半），无论如何解，似乎都不符合临床。尽管"伏火"须散，但伏火毕竟是火，与"伏寒"不同，治以辛温为主，确有以热增热之弊。张山雷在《小儿药证直诀笺正》一书泻黄散方下，对方中使用防风提出了自己的看法："方为脾胃蕴热而设，山栀、石膏，是其主宰，佐以藿香，芳香健脾，所以振动其生机。甘草大甘，已非实热者必用之药，而防风实不可解，又且独重，其义云何，是恐有误。乃望文生义者，且曰取其升阳，又曰以散伏火。须知病是火热，安有升散以煽其焰之理，汪切庵书，最是误人。且诸药分量，各本皆异，轻重太不相称，盖沿误久矣！"又说："后人更有所谓泻黄饮者，云治风热在于脾经，口唇热裂。药则防风之外，更有白芷、升麻，燥烈温升，大可骇咤。则即因钱氏方有防风而更进一层。东坡所谓李斯师荀卿而尤其者也。"论中提到两个观点：一是方中防风独重，恐有误；二是治热不该用防风升散。关于治热用升散，实为临床常用之法。一方面，治疗伏热、郁热，在清热药中佐用升散药，能明显提高疗效；另一方面，治疗火热证之症状表现在头面部者，即使邪热没有明显的伏与郁，在清热的同时佐用升散药，也能明显提高疗效。注意，这两种用法，升散药都为佐用。如以升散药为主，则有"升散以煽其焰"之弊。关于防风独重，传抄有误可能性极大。本来是以清热为主，兼以发散，防风应该是不需要那么大的剂量，四钱倒是有可能。笔者在此方的用量是 6～9g，虽然原方是治小儿脾热弄舌，但是临床当中我目前还没遇到这样的患者找我看诊。《小儿药证直诀》是由"宣教郎大梁阎孝忠"整理而成，阎并非以医为业，而其成书过程是："余家所传者，才十余方……亲旧间，始得说证数十条。后六年，又得杂方……比于京师，复见别本。然检著旋传，皆杂乱。初无纪律，互有得失，因得参校焉。其先后则次之，重复则削之，讹误则正之，但语则易之。"（见"阎孝忠序"）可见本书并非钱乙本人次第写成，而是由他人辗转传抄、杂乱组合又经校正而成。成书已然如此，而在其流传过程中，"自元以还，多亡失窜易，既得《玉函经》刻之，而此又求之三十年，近始获焉。手自厘正，还其旧贯，次第开行"（见"重刻钱氏小儿药证直诀序"）。我们完全有理由怀疑，如今所见到的书中的泻黄散，与钱乙笔下的泻黄散是可以不同的，包括药物、剂量。何况张山雷也提到"诸药分量，各本皆异"。

五、风药中之润剂

吴昆在《医方考》中提到泻黄散所治唇口干燥，用药当就润避燥，方中之所以用防风，"东垣已言之矣，防风乃风药中之润剂也。"防风辛温燥散，如何能润？王好古在《汤液本草》防风条下有："东垣云：防风能制黄芪，黄芪得防风其功愈大。又云：防风乃卒伍卑贱之职，随所引而至，乃风药中润剂也，虽与黄芪相制，乃相畏而相使者也。"细细品读这段文字，似乎此处的"润"并非滋润之意，"润剂"并非"燥剂"之对立面。防风之所以被称为"风药中润剂"，是基于"防风乃卒伍卑贱之职，随所引而至"，是言其配伍，而非功效。《汤液本草》中明言："《心》云：又去湿之仙药也，风能胜湿尔。"防风乃去湿之剂，而非滋润之剂。另《汤液本草》在防风条下言："足阳明胃经、足太阴脾经，乃二经之行经药。"泻黄散中的防风理解为治脾之引经药，似无不可。当然，这绝非钱乙制方之本意，钱乙尚不知药物有归经之说。

六、泻黄散之藿香

关于方中藿香，方书多谓其"醒脾"。《汤液本草》中言其"入手足太阴经……《心》云：芳馨之气，助脾开胃，止呕"。小儿"脾常不足"，脾胃娇嫩，用药稍有不慎即可影响其胃纳脾运。在泻脾方中佐用一味"助脾开胃"之品，实为高明之作。

七、泻黄散方与黄连的关系

吴昆在《医方考》中指出："或问何以不用黄连？余曰：黄连苦而燥，此有唇口干燥，则非黄连所宜，故惟栀子之苦而润者为当耳。"王旭高在《退思集类方歌注》中指出："脾中伏火，何以不用黄连？吴鹤皋谓恶其燥者，非也，乃恶其遏也。"笔者倒认为，黄连未尝不可用。凡清泻中焦的苦寒之品都可择用。此处唇口干燥为邪热所致，并非阴津不足所致，泻其热则干燥当愈，谈不上恶黄连之燥。事实上，藿香、防风较黄连更燥。至于恶黄连之遏，于理更是不通。有藿香、防风之辛温，何惧黄连之遏？何况临证可以在剂量上调整辛温与苦寒之比例。如果黄连确有不宜于该方之处，笔者倒认为当是"恶其苦"。俗语说"苦不过黄连"，患者为小儿，大苦之品确当慎用。

八、泻黄散方影响东垣组方

近代医家冉雪峰在《冉氏方剂学》泻黄散方下指出："李东垣补中益气各方，升阳实脾，即从此脱化而出。为补为泻，为内为外，此中分际，殊耐领略，而方制脱化进演，亦历历可以汇考。特东垣方多温化，此为清化，一着补字，一着泻字，意义跃如，此其故。学者所当潜玩，各各体认也。"东垣方是否从此脱化而来，有待研究。但《小儿药证直诀》一书对张元素、李东垣学说的形成是有着直接影响的。钱乙在泻黄散中使用防风，李东垣在清胃散中使用升麻，尽管寒温不同，但同为升散之品，都有引经之用。李东垣广用辛温升散药与寒凉沉降药组合为方，其手法确与泻黄散组方手法类同。谈到李东垣，自然会想到"阴火"。泻黄散所治之热不属于"阴火"范畴，但二者似乎有一共性，就是都属郁滞之火，用李东垣的话说是"热伏地中"，治疗都需要升散。

在临床中我常用此方治疗的两个病是酒渣鼻（玫瑰痤疮）和唇风（唇炎），前段时间听山西董泽老师讲课，遇到了同样的问题，一直被肺开窍于鼻所误导，以清肺热为主的思路，如麻黄连翘赤小豆汤、枇杷清肺饮等治疗酒渣鼻，治好的患者不到30%。后来在《素问》中看到"脾热病者鼻先赤"，说明鼻子红除了有肺热，还有脾热。而又结合临床中所见酒渣鼻患者又以膏粱厚味，辛辣刺激食物为主，因此脾热的原因大于肺热。

医案：郭某，男，66岁，山西太原人。就诊时间2019年12月6日。

我当时正好从深圳回山西参加一场学术交流会。该患者是一位小领导，素爱喝酒吃肉，自己都记不清患酒渣鼻有多少年了，最近几年越来越重，鼻部毛孔粗大，颜色鲜红，感觉是整个鼻子都肿大了，虽然年龄大了，但是因为周围的朋友老是取笑他，拿他的红鼻子开玩笑称之为草莓鼻。于是找到我寻求中药治疗。

刻诊：鼻部红肿，毛孔粗大，颧骨部发红，头面油光，肚子肥大，一看就是吃人鱼人肉之人，人便黏滞不爽，口干喜冷饮，舌红，苔黄厚，脉象滑而大。

处方：麻黄 6g，桂枝 6g，白芍 12g，葛根 12g，石膏 30g，知母 10g，甘草 10g，连翘 15g，桑白皮 15g，栀子 10g，藿香 10g，防风 10g，炒杏仁 10g，赤小豆 30g，生姜 10g，大枣 6 枚，川牛膝 10g，荷叶 10g，黄连 6g。10 剂，每日 1 剂，3 次分服。

胸腔积液专方

医案：张某，男，31 岁。就诊时间 2021 年 6 月 25 日。

患者于 1 个月前在港进行船员培训学习，准备上岗，在跳水训练后出现高热，咳嗽，胸痛，随即去某医院住院治疗，诊断为急性肺炎，伴有结核，胸腔积液，住院静脉滴注治疗 20 日后，热退，咳嗽减轻，出院时显示仍有胸腔积液。

出院后回到山西老家休养，因还有症状存在，遂来门诊看诊调理。

刻诊：右侧胸痛，胸憋，运动后加剧，口干，咳嗽比住院时加重，食欲差，闷闷不乐。二便正常。舌淡苔白，脉偏滑。

处方：旋覆花 15g，香附 15g，半夏 15g，陈皮 12g，茯苓 15g，桂枝 10g，白芍 12g，制乳香 10g，制没药 10g，薏苡仁 30g，葶苈子 20g，白芥子 10g，黄芩 15g，桃仁 10g，天花粉 15g，黄芪 18g，柴胡 12g，太子参 12g，知母 10g，当归 12g，鱼腥草 30g，金荞麦 20g，丹参 30g，大枣 10 枚。7 剂，水煎服，每日 3 次。

2021 年 7 月 2 日二诊：诉咳嗽明显减轻，胸痛消失，胸闷轻微，早晨在县医院复查胸片，除了疑是结核，其他一切正常，积液消失。舌淡苔白，脉稍滑，二便正常。

处方：旋覆花 15g，香附 15g，半夏 15g，陈皮 12g，茯苓 15g，桂枝 10g，

白芍 12g，薏苡仁 30g，葶苈子 20g，白芥子 10g，黄芩 15g，桃仁 10g，天花粉 15g，黄芪 18g，百部 10g，浙贝母 12g，柴胡 12g，太子参 12g，知母 10g，当归 12g，鱼腥草 30g，金荞麦 20g，丹参 30g，冬花 10g，大枣 10 枚。7 剂，水煎服，每日 3 次。

2021 年 7 月 10 日三诊：诉胸痛消失，胸闷已经好了，跑步时稍有喘息，咳嗽很轻微，舌淡苔薄白，脉偏滑，二便正常。

处方：旋覆花 10g，香附 10g，半夏 12g，陈皮 12g，茯苓 15g，桂枝 10g，白芍 12g，薏苡仁 30g，葶苈子 10g，白芥子 10g，黄芩 10g，桃仁 10g，天花粉 15g，黄芪 18g，百部 10g，浙贝母 12g，柴胡 12g，太子参 12g，知母 10g，当归 12g，鱼腥草 30g，金荞麦 20g，丹参 30g，冬花 10g，大枣 10 枚。7 剂，水煎服，每日 3 次。

患者自三诊后再没有来复诊，后来打电话回访已经痊愈，返回天津港上班了。

按：该患者是由肺炎引起的咳嗽，胸闷，胸痛，病位在胸。笔者引用恩师王幸福的胸腔积液专方，加以理郁升陷汤，葶苈大枣泻肺汤合方，止咳化痰，泻肺利水，活血化瘀加快代谢，再配以师父治疗肺炎的三板斧：黄芩、金荞麦、鱼腥草，彻底消除担心复发的肺部炎症。

方证辨证如下。

《伤寒论》记载："伤寒五六日中风，往来寒热，胸胁苦满，默默不欲饮食，心烦喜呕……小柴胡汤主之。"笔者临床体会到小柴胡汤的主要方证是口苦，咽干，目眩，往来寒热，胸胁苦满，默默不欲饮食，心烦喜呕。本案患者症见，胸闷，脾气急，右前胸、右肋下压刺痛。符合小柴胡汤的方证，故辨证为小柴胡汤证。

理郁升陷汤出自《医学衷中参西录》，原文记载："理郁升陷汤治胸中大气下陷，又兼气分郁结，经络淤淤者。生黄芪六钱，知母三钱，当归身三钱，桂枝尖钱半，柴胡钱半，乳香（不去油）三钱，没药（不去油）三钱。"本案患者症见气短，喜长出气，右前胸、右肋下压痛、刺痛，脾气急。符合理郁升陷汤的方证，故用之以理郁益气升陷。

《金匮要略》记载："肺痈，喘不得卧，葶苈大枣泻肺汤主之。"笔者临床体会到葶苈大枣泻肺汤的方证是：喘憋，不得卧，吐黄脓痰。本案患者症见右侧胸腔积液，胸闷，活动后明显，咳嗽、咳痰，黄白黏，舌淡红，少苔，根部苔黄。符合葶苈大枣泻肺汤的方证，故辨证为葶苈大枣泻肺汤证。

扁平疣顽固难治惹人烦

　　扁平疣是一种临床常见的皮肤病，治疗起来比较麻烦。一次偶然的机会看得一药方，其命名为"消疣汤"，运用于临床，疗效确切，由于大部分患者选择美容院或医院皮肤科进行治疗，一般不来中医门诊，所以曾经有人问过我，吃中药还能治扁平疣了？

　　处方：马齿苋 30g，板蓝根 30g，红花 10g，当归 10g，金银花 30g，连翘 10g，紫草 10g，赤芍 10g，防风 10g，甘草 10g。

　　功用：清热解毒，活血祛风。

　　主治：扁平疣。

　　医案：患者，女，14 岁，山西榆次人，学生。就诊时间 2021 年 4 月 12 日。

　　主诉：2 年前面部出现少量扁平疣，后来发展到满脸都是，本来皮肤很白净，这下成了麻子脸了，严重影响美观，患者心情极度郁闷，不愿意见人。舌暗红，苔偏黄，脉弦。

　　处方：马齿苋 30g，板蓝根 30g，红花 10g，当归 10g，金银花 30g，连翘 10g，紫草 10g，赤芍 10g，防风 10g，甘草 10g，土茯苓 30g，莪术 9g，乌梅 10g，川芎 10g，黄连 6g，徐长卿 15g。10 剂，水煎服，每日 3 次。

　　2021 年 4 月 25 日微信二诊：患者母亲代诉孩子服用 10 日后，面部扁平疣好转 60% 以上，大片的缩小，小点的消失，未见新起的。效不更方，继续服用 10 剂，只是每剂药喝 3 次，1 天半喝 1 剂。这样 10 剂药就是半个月的量。

1 个多月后，又遇到一位患者咨询扁平疣。我突然想起来这位患者后来没有复诊，顺便打个电话回访一下，看看最后效果怎么样，孩子母亲告知我，二诊后基本就痊愈了，家属感觉有效，就没打扰我，自己又抓 5 剂服用，目前已经全部治愈。我用此方给第二位患者治疗了 1 个多月，也痊愈了。

组方分析：该处方是消疣汤，皮肤解毒汤合方。在临床中笔者只要见到毒，就用皮肤解毒汤，如染发剂过敏，激素脸，金属过敏，紫外线过敏，食物过敏，药物过敏等，一定离不开此方。效果也确实很理想，同行们不妨试用一下。

按：现代医学研究证实，扁平疣是感染疣病毒后所引起的一种顽固性皮肤病。笔者认为该病患者多素体瘀热壅盛，感染风毒后毒瘀结聚，随风外窜皮肤，久聚不去。本方以马齿苋、板蓝根、金银花、连翘、甘草清热解毒，红花、当归、紫草、赤芍活血凉血，防风祛除风邪，土茯苓祛毒之要药（如淋病、梅毒等），诸药相和，清热解毒，活血祛风，又加以皮肤解毒汤去毒消疣，使疣去肤平，恢复原有容貌。

嗜睡夜尿多，手掌脱皮医案一则

医案：张某，男，72岁，山西榆社人。就诊时间2021年6月21日。

主诉：嗜睡，夜尿多达4~5次，右手脱皮，3年。

刻诊：精神萎靡，交流正常，家属代诉患者嗜睡，叫醒后马上就又睡着了，夜尿4~5次，下肢无力，多方医治无效，住院后检查无异常，舌淡苔白滑，脉沉细无力。

处方：车前子10g，肉桂6g，怀牛膝15g，山萸肉15g，熟地黄15g，牡丹皮10g，泽泻15g，茯神15g，山药30g，猪苓10g，白术30g，柴胡12g，当归12g，甘草10g，炮姜6g，薄荷6g，清半夏12g，陈皮10g，竹茹15g，麻黄10g，郁金10g，石菖蒲15g。6剂，水煎服，每日3次。

2021年6月28日二诊：诉初诊后手掌脱皮好了，夜尿减少，每晚1~2次，嗜睡减轻。

处方：麻黄10g，仙茅10g，淫羊藿30g，巴戟天30g，白术30g，益智仁30g，肉桂10g，当归12g，知母10g，黄柏10g。6剂，水煎服，每日3次。

2021年7月4日三诊：患者诉夜尿减少到1次，下肢较之前有力，没有出现嗜睡，如常人。效不更方，继续原方服用6剂收功。

按：该患者由于年龄比较大，肾气不足，肾阳虚衰，膀胱气化不利，水液疏布失常，导致尿频及夜尿多，清阳无法上升，浊阴无法下降，阳虚而阴敛不放，出现了嗜睡不醒之症。初诊运用了金匮肾气丸合五苓散，加兴奋神经之麻黄，且麻黄归肺经而通调水道主节制，也可以治遗尿和尿频。五苓散主治小便不利（异常）。复诊以清代名医陈士铎的温泉饮合二仙汤加麻黄，温肾健脾，鼓舞肾气，至于手掌脱皮初诊就治愈考虑是五苓散的作用，有临床医案用五苓散治疗皮肤病，此病例治愈皮肤病实属意外收获。

淋病治愈一则

医案：林某，男，39 岁，就诊时间 2020 年 9 月 1 日。

当时处于疫情期间，故该患者是网诊的。

主诉：尿痛，尿急，小腹拘挛，尿道口流白脓，外生殖器红肿，而且随后其爱人也出现了相同症状。

该患者在 1 周前去过娱乐场所，当时没有采取防护措施，回来后出现上述症状，基本判断是淋病，不洁性行为所致。舌红，脉象不详。

当时我建议他肌内注射大观霉素治疗，但是患者跑了好多医疗机构，也没买到这个药，无奈又返回来找我想办法，我说既然这样那就用中药治疗吧。我也是第一次用中药治疗淋病，有是证，用是方。

处方：龙胆草 10g，栀子 10g，黄芩 10g，柴胡 12g，生地黄 30g，车前子 10g，泽泻 15g，当归 12g，木通 6g，甘草 12g，怀牛膝 30g，滑石 30g，琥珀 6g，金银花 30g，蒲公英 30g，川芎 10g，赤芍 15g，土茯苓 120g，紫苏叶 10g，徐长卿 30g，萆薢 30g，竹叶 10g，白茅根 30g，黄连 10g。5 剂，水煎，每日多次频服。

2020 年 9 月 6 日二诊：症状大为减轻，红肿消退，膀胱刺激征消失，流脓几乎没有了，只是偶尔感觉尿路不舒服，效不更方，继续原方服用 7 剂，夫妻同服。

半个月后三诊，已经痊愈，目前未见复发。

按：该患者病因明确，四诊不全，只能以症遣方。根据红肿热痛，流脓为主症，处以龙胆泻肝汤、加味滑珀四物汤、皮肤解毒汤合方，清肝胆，利湿热，利尿通淋，解毒排毒，消肿止痛，中药西用，不过效果比预想的好。方中有几味药特别关键，土茯苓、黄连、金银花、蒲公英清热解毒，怀牛膝、滑石、琥珀、竹叶、白茅根专治尿道感染，也是淋病之要药。此方加减治疗一般泌尿系统疾病，特别是女性，基本是半剂止，一剂已，效如桴鼓。

土茯苓是一味常用药，特别是在皮肤病的治疗中，效果很好，在皮肤解毒汤的运用中，我是从不离手。有关其论述与记载如下。

《本草汇编》："病杨梅毒疮，药用轻粉，愈而复发，久则肢体拘挛，变为痈漏，延绵岁月，竟致废笃。惟锉土萆薢三两，或加皂荚、牵牛各一钱，水六碗，煎三碗，分三服，不数剂多瘥。盖此疾始由毒气干于阳明而发，加以轻粉燥烈，久而水衰，肝挟相火，来凌脾土，土属湿，主肌肉，湿热郁蓄于肌腠，故发为痈肿，甚则拘挛，《内经》所谓湿气害人皮肉筋骨是也。土萆薢甘淡而平，能去脾湿，湿去则营卫从而筋脉柔，肌肉实而拘挛痈漏愈矣。初病服之不效者，火盛而湿未郁也。此药长于去湿，不能去热，病久则热衰气耗而湿郁为多故也。"

《本草纲目》："土茯苓，有赤白二种，入药用白者良。按《中山经》云，鼓镫之山有草焉，名曰荣草，其叶如柳，其本如鸡卵，食之已风，恐即此也……土茯苓能健脾胃，去风湿，脾胃健则营卫从，风湿去则筋骨利。"

《本草正义》："土茯苓，利湿去热，能入络，搜剔湿热之蕴毒。其解水银、轻粉毒者，彼以升提收毒上行，而此以渗利下导为务，故专治杨梅毒疮，深入百络，关节疼痛，甚至腐烂，又毒火上行，咽喉痛溃，一切恶症。"

《本草拾遗》："草禹余粮，根如盏连缀，半在土上，皮如茯苓，肉赤味涩，人取以当谷，不饥……调中止泄。"

《本草图经》:"敷疮毒。"

《滇南本草》:"治五淋白浊,兼治杨梅疮毒、丹毒。"

《本草纲目》:"健脾胃,强筋骨,去风湿,利关节,止泄泻。治拘挛骨痛;恶疮痈肿。解汞粉、银朱毒。"

《生草药性备要》:"消毒疮、疔疮,炙汁涂敷之,煲酒亦可。"

《本草再新》:"祛湿热,利筋骨。"

《常用中草药彩色图谱》:"治风湿性关节炎,腹痛,消化不良,膀胱炎。"

土茯苓味甘、淡,性平,有解毒除湿,通利关节的功效。主要用于中毒所致的肢体拘挛,筋骨疼痛,湿热淋浊带下,痈肿,瘰疬,及脚癣等疾病。

第一,临床上我们主要用于治疗梅毒感染,或者汞中毒感染以后所致的肌肉萎缩,肢体痉挛,以及关节疼痛。

第二,临床用土茯苓清热解毒、除湿的效果治疗淋病或者是泌尿系统感染(尿道炎、膀胱炎、肾盂肾炎)。通过土茯苓的作用,可以很好地缓解患者尿频、尿痛、尿急的症状。

第三,土茯苓有解毒散结的作用,针对痈肿,包括瘰疬(淋巴结结核)以及皮肤癣菌病,通过土茯苓治疗,可以对这一类的疾病有很好的治疗效果。

第四,土茯苓有除湿的作用,对于女性白带增多,或者是白带有异味的情况下用土茯苓疗效显著,或者是一些霉菌性阴道炎、念珠菌性阴道炎,都能起到非常好的治疗效果。

痉挛性阵咳致休克医案一则

医案：张某，男，45 岁，山西五台人，个体户。就诊时间 2020 年 9 月。

主诉：阵发性咳嗽 5 年，加重 3 个月。

刻诊：患者 5 年前出现不明原因阵发性咳嗽，无痰，发病剧烈，站立咳嗽会咳到躺在地上，好久缓不过来。开车发作时就把方向盘扔开了，咳得手舞足蹈直到不省人事。发病以来多方寻医问药，跑遍了大大小小的医院，检查没有异常，吃药无数，收效甚微。患者无高血压病史，未服用引起咳嗽副作用的药物，不发病时如常人。细问得知和精神紧张及情绪有关，舌质暗红，苔白，舌缨线明显，脉弦。

说实话，我没见过这样的病，但是遇到了也得治。五脏皆可令人咳，这样奇怪的案例，那就不能只考虑肺的问题，而且医院检查了也没有问题，根据其激动、紧张会引起剧烈加重的特点，结合脉象、舌象，先从肝论治吧！

处方：醋柴胡 24g，枳壳 10g，白芍 30g，甘草 30g，地龙 10g，龙骨 30g，牡蛎 30g，黄芩 10g，半夏 15g，浮小麦 60g，大枣 6 枚、山药 30g，鸡内金 20g，钩藤 10g，全蝎 3g，银柴胡 10g，防风 6g，乌梅 10g，五味子 10g。7 剂，水煎服，每日 3 次。

复诊患者反馈自从服药后没有再出现咳嗽，效果不错，继续服药 7 剂，以观后效。1 个月后电话回访咳嗽治愈，未见复发。

按： 五脏皆可令人咳。肝属木，为将军之官，主情志；肺属娇脏，为华盖，似金钟。肺与肝的关系主要表现在气机的调节方面，肺主降而肝主升，二者相互协调，是全身气机的调畅的一个重要环节。若肝升太过或肺降不及，多致气火上逆，可出现咳逆上气，甚则咳血等病理表现。该患者没有用止咳药，是考虑病位不在肺而在肝，肝气太过而强木撞钟，导致剧烈痉挛性阵咳。虽然没有细问其是否有过大的生气，但是其脉象舌苔已经有所表现。

处方以疏肝代表方四逆散、调和主方小柴胡汤、解痉专方芍药甘草汤，配以重镇安神之龙牡；解痉之地龙；镇肝息风之全蝎、钩藤；消除紧张之甘麦大枣汤；不明原因也得考虑是过敏物吸入气道引起气管痉挛，因此方中配了过敏煎。再考虑久咳必虚，耗伤正气，累及三脏，佐以山药、鸡内金补虚固本。思路对，找出病位，因此这个病也就治愈了。

止痒三味药：徐长卿、路路通、地肤子

医案：荨麻疹（皮肤划痕症）治愈案。王某，女，49 岁，门诊牙科护士母亲。

主诉：皮肤瘙痒半年，抓挠后留有划痕，突出皮肤，色白，日轻夜重，怕风怕冷，口中和，舌淡苔白，脉偏浮。

中医诊断：荨麻疹。

处方：麻黄桂枝各半汤加味。麻黄 6g，桂枝 6g，白芍 9g，甘草 15g，杏仁 9g，徐长卿 30g，路路通 15g，生龙牡各 30g，夜交藤 30g，地肤子 10g，生姜 3 片，大枣 6 枚。7 剂，水煎服，每日 3 次。

1 周后复诊，家属代诉效果很好，白天几乎不痒了，夜间轻微痒，皮肤划痕减轻。效不更方，继续服药 7 剂。

2 月后我去牙科洗牙，想起该患者，后随访其女儿，反馈母亲已经痊愈，未见复发。

头晕目眩脑发蒙，两剂良药断了根

医案一： 张某，女，76 岁，山西五台人。就诊时间 2021 年 4 月。

主诉： 头晕 3 个月，加重 15 天。

病史： 患者于 3 个月前出现头晕眩晕，并且摔倒 2 次，头部腿部磕碰红肿，服用地芬尼多（眩晕停）药片缓解，后又复发加重伴恶心，血压正常，人偏瘦，舌淡苔白滑，脉偏滑。

诊断： 眩晕。

处方： 茯苓 30g，桂枝 10g，白术 30g，甘草 10g，当归 12g，川芎 10g，赤芍 15g，生地黄 15g，泽泻 60g，龙骨 30g，牡蛎 30g，天麻 15g，磁石 30g。7 剂，水煎服，每日 3 次。

1 周后复诊，眩晕再未发作，调整处方。

处方： 茯苓 30g，桂枝 10g，白术 15g，甘草 10g，当归 12g，川芎 10g，赤芍 15g，生地黄 15g，泽泻 30g，龙骨 30g，牡蛎 30g，天麻 10g。7 剂，水煎服，每日 3 次。

复诊后患者再没有来过，我与其儿子是朋友，问及母亲的头晕情况，告知已经痊愈，并且曾经磕碰疼痛的部位也好了。

医案二： 陈某，女，68 岁，山西五台人。就诊时间 2021 年 6 月。

该患者眩晕 3 年，曾因脑供血不足住院治疗，行静脉滴注，服用药物，效果不佳，经医案一患者介绍过来看诊的。

刻诊：头晕目眩时轻时重，头重昏蒙不清醒，严重时伴恶心，口干口苦，二便正常，舌质红，苔厚腻，脉滑数。

处方：柴胡 10g，黄芩 10g，法半夏 30g，党参 15g，甘草 5g，大枣 12g，生姜 10g，陈皮 10g，茯苓 30g，白术 15g，泽泻 30g，天麻 30g，钩藤（后下）20g、菊花 10g。7 剂，水煎服，每日 3 次。

二诊：已无口干口苦，眩晕减轻 80%，舌苔变薄，脉象好转。

处方：茯苓 30g，桂枝 10g，白术 15g，甘草 10g，当归 12g，川芎 10g，赤芍 15g，生地黄 15g，泽泻 30g，龙骨 30g，牡蛎 30g，天麻 15g，菊花 20g。7 剂，水煎服，每日 3 次。

此后患者未来复诊，让朋友打听其病情，家属告知已经痊愈。

还有几个眩晕治愈案例，基本都大同小异，用药几乎一样，没必要一一列举。如微信看诊我老家的邻居，眩晕多年，住院无数次，眩晕的问题就是解决不了，据我的母亲说可是病得厉害了，经我微信开方 10 剂治愈。

按： 近年来眩晕患者越来越多了，一般都是以颈椎病，脑供血不足来治，往往收效不大。以上两例医案分别用的是陈宝田老师的镇眩汤和江尔逊老师的柴陈泽泻汤。治法接近，镇眩汤是以苓桂术甘汤、四物汤、泽泻汤、桂枝加龙骨牡蛎汤组成。柴陈泽泻汤是以小柴胡汤、二陈汤、泽泻汤、六君子汤组成。耳鸣我一般会加磁石 30g，石菖蒲 15g，蝉蜕 9g；高血压会加大泽泻量至 60～70g，并加代赭石 30g，怀牛膝 30g；恶心加竹茹 30g。

眩晕是常见病、多发病，部分缠绵痼疾，根治不易。历代医家论治眩晕，有"无风不作眩""无火不作眩""无痰不作眩""无虚不作眩"等学说，虽各具道理，终是一隅之见。

现代经方大师江尔逊老先生论治眩晕，则是对上述各家学说兼收并蓄，融为一体。他认为眩晕的基本病机为风、火、痰、虚综合为患，治疗大法为祛风、清火、豁痰、补虚，面面俱到。

自拟专方：柴陈泽泻汤。此方实为小柴胡汤、二陈汤、泽泻汤、六君子汤之合方。

其中，小柴胡汤旋转少阳枢机，透达郁火，升清降浊；二陈汤化痰降浊；泽泻汤涤饮利水。方中寓有小半夏加茯苓汤，亦可降逆化痰，涤饮止呕；又寓有六君子汤，运脾和胃以治本。加天麻、钩藤、菊花者，旨在柔润以息肝风。

据大量临床病案验证，此方仅服2～4剂，多能迅速息止眩晕之急性发作，可为高效验方。

陈宝田教授对镇眩汤做了如下概括。

投药指征：本方的投药指征为眩晕。即是无风不作眩，无痰不作眩，无瘀不作眩，无虚不作眩的理论实际而组方，凡眩晕或者头晕均可投此方。

适应证：前庭性眩晕。①外周前庭，梅尼埃病良性位置性眩晕，前庭神经元炎，突发性耳聋，前庭神经核，中毒；②中枢前庭，中枢神经疾病，如脑炎、脱髓鞘疾病等，中枢功能性疾病，如癫痫、偏头痛等；非前庭性眩晕，颈椎病，高血压病，直立性调节障碍，冠心病，心瓣膜病，神经症，贫血，经前期紧张症，更年期综合征，糖尿病神经末梢炎，睡眠障碍。

综上所述，之所以二方治疗头晕眩晕耳鸣效如桴鼓，因其配方严谨，用药周全，祛风清脑止晕，化痰降浊定眩，补虚活血平眩，确实是治疗眩晕之良方！

小方治顽症，四逆散显神通

该医案是笔者朋友宋医生所述，笔者后来也遇到同样的病例，原方应用效如桴鼓，特记录下来供同道参考运用。

医案: 梁某，女，72岁，山西榆社人，系县人民医院一位科主任母亲。

主诉:右胁下疼痛3年，时轻时重。

患者右胁下疼痛3年，加重1个月，发作和情绪有关，经医院检查化验未发现异常，性格要强，舌脉不详。

处方:柴胡12g，白芍15g，枳壳10g，甘草10g，生麦芽10g。3剂，水煎服，每日2次。

服药第2日家属打电话告知宋医生,这药太灵验了！服用1剂就几乎不疼了，3剂服完痊愈。

当时医案是在我们师徒学术群里发的，有门诊病例图片，我就记下来了。无独有偶，1个月后，我遇到了同样症状的患者，也是70岁左右的女性患者，遂以原方开药7剂而愈，只是剂量加大了些。

处方:柴胡24g，白芍30g，枳壳12g，甘草10g，生麦芽30g。7剂，水煎服，每日2次分服。

按: 黄煌老师总结四逆散方证为:胸胁、腹部等疼痛、紧张、胀满，或四逆者。

现代应用：①慢性腹膜炎、粘连性肠梗阻；②胆囊炎、胆石症、胆道蛔虫症；③胃炎、胃溃疡、十二指肠淤积症；④过敏性肠炎、痢疾、阑尾炎；⑤泌尿系结石；⑥痛经、经前期紧张综合征；⑦神经官能症；⑧遗尿、尿失禁；⑨心因性阳痿、睾丸炎；⑩肋间神经痛、非化脓性肋软骨炎；⑪鼻窦炎；⑫胃下垂、子宫下垂；⑬肠易激综合征。

四逆散在临证中也常常加味使用。除了经文的举例以外，还有以下的经验：加乌药，治尿失禁；加吴茱萸、牡蛎治鼻渊；加蜈蚣治阳痿；加瓜蒌、薤白、山栀治遗精；加大芍药剂量，再加郁金、牛膝、升麻治肾结石、肾绞痛；加郁金、香附、桔梗治胸胁疼痛；加牡丹皮、黄柏治急性阑尾炎；加鳖甲、茯苓、大枣、生姜谓解劳散，治疗肺结核；加夏枯草、瓜蒌根、贝母治瘰疬；加茯苓、辛夷、薏苡仁治化脓性鼻窦炎；加陈皮、川芎、香附名柴胡疏肝散，治胁肋疼痛，寒热往来；加橘核、荔枝核、川楝子治睾丸肿痛；加瓜蒌、薤白、郁金治肋间神经痛。

合方使用方面，有与大黄甘草汤、小陷胸汤、黄连解毒汤、半夏厚朴汤、平胃散、半夏干姜散、小柴胡汤、当归芍药散、四物汤、桂枝茯苓丸、薏苡附子败酱散等合用的机会。

注论精选如下。

柯韵伯：少阳心下悸者加茯苓，此加桂枝。少阳腹中痛者加芍药，此加附子……不能不致疑于叔和偏集之误耳。（《伤寒来苏集》）

莫枚士：成氏谓：热邪传入少阴，果尔则加减法中，何以反用姜、附、桂、薤等热物耶？其误明矣。此方之制，截取大柴胡之半，加甘草为之。……是此方乃大柴胡之减法也。（《经方例释》）

大塚敬节等：本方是较大柴胡汤证稍虚，较小柴胡汤证稍实，位于二者中间之方剂。腹证有胸胁苦满、腹直肌在季肋下有拘急。或在柴胡证手足厥冷，或所谓痫之亢进者，均能治之……（《中医诊疗要览》）

四逆散的作用大致就是这些，方中的生麦芽不可小觑，临床发现其疏肝理气作用极强，通过反复运用效果不凡。四逆散治疼痛特别是痉挛性的，白芍和甘草要各用到30g，效果才好。甘草也可以缓急止痛，但是水肿患者尽量不用或少用，因为能引起尿潴留，不利于利尿消肿。

通过以上两个案例发现一个发病规律：患者多为女性，要强，较真，爱生气。

浅谈生白术的临床妙用

一般来讲，生白术功效：补脾益气，促进脾胃健运，健脾燥湿，健脾利水。临床中小剂量运用可以健脾利水止泻，大剂量可以治脾虚便秘。除了以上作用之外，白术大剂量运用还可以治腰腿酸痛，代表方就是肾着汤。肾着汤也叫作甘草干姜茯苓白术汤，由茯苓、白术、干姜、甘草组成，所治肾着之病，是脾虚不运，水湿、寒湿之邪，留着于肾所引起的，故肾病用脾药，取益土治水之义，具有补脾温肾除湿之功效。临床中多用于治疗各种由于寒湿引起的腰膝寒凉疼痛等病，主要以身重，腰痛如坐冷水中，腰以下常有冷痛，并有腹部重坠感，但饮食如常，口不渴，小便自利。

笔者运用大量的白术，加身痛逐瘀汤治愈了一例 40 岁女性的腰腿酸痛，虽然最后是治愈了，但是我觉得是一个失败的案例。因为治疗时间过长，当中几次易方。

一、大剂量白术治疗腰痛医案

医案： 陈某，女性，41 岁，就诊时间 2021 年 5 月。

主诉： 腰腿疼痛 1 年，以腰为甚，腰骶部发凉酸疼，每到凌晨腰痛加重，无法继续躺卧，必须起床活动，虽然还痛但马上可以缓解，二便正常，舌淡苔白，脉沉细。

当时接诊时觉得这个病好治，无非是金匮肾气丸、独活寄生汤，加以一些补肾活血止痛之药，狗脊、川断、鸡血藤、伸筋草、土鳖虫等，但是按照这个思路治疗21天后，收效甚微。这么长时间不应该只有这样的效果，一定是思路不对。温补肾阳，活血化瘀，散寒止痛，忽略了脾虚湿盛，感受风邪，寒湿停留腰部。仔细思考患者的症状，有个特点就是夜间腰痛加重，晨起减轻，为什么？当时只考虑腰为肾之府，从肾论治，其实是患者夜间躺卧时水液寒湿停留腰间，血水瘀滞，不通则痛。晨起活动减轻是因为血液循环改善，水液得以疏布，既然是血水瘀滞，那不就是当归芍药散证吗？腰部冷痛是肾着汤证。

处方：当归12g，川芎10g，白芍30g，泽泻30g，茯苓30g，白术30g，甘草30g，干姜10g。7剂，水煎服，每日3次。

1周后患者反馈，效果不错，缓解30%，既然对症，为什么没有达到预期效果？突然想起师父说得一句话：不传之秘在于量。纵观此方难道是白术量小了？因该药没有毒副作用，最多有点拉肚子，于是加大白术用量到70g。

改了处方剂量后，服用7剂，效果明显。据患者描述，服用1剂后当晚没有出现腰痛加重，一觉睡到天亮，服用完第3剂后，腰腿几乎就不疼了，7剂用完痊愈。患者和我开玩笑说：是不是开始没有下功夫治啊？其实自己心里明白，兜兜转转的绕了一大圈，最后用一个貌似和腰痛无关的方子治愈了。之所以刚开始的处方无效，就是犯了教条主义，一看到腰痛，就想到肾。这就是临床当中好多同行最常见的固有思维和惯性思维，患者说没下功夫也说得对。

按：此案例刚开始思路不对，导致效果不好，一直围绕肾虚血瘀来治，确实是固有思维和惯性思维导致的，由夜间腰痛加剧才考虑到血水瘀滞，当归芍药散主之，腰骶部冷痛肾着汤主之。

117

二、根据水血互结的理论应用当归芍药散

中医学理论认为，在生理上，水血本同源，相济并倚行。在病理上，《金匮要略》记载："经为血，血不利则为水"，又指出："经水前断，后病水，名曰血分，此病难治；先病水，后经水断，名曰水分，此病易治"，指出了水血并病先后辨证的关系。唐容川在《血证论》中根据"血积既久，其水乃成""水虚则血竭"的病理基础，强调"血病不离乎水""水病不离乎血"的病理关系。日本长尾善治通过研究认为"瘀血形成不单血循环的障碍，同时也有水代谢障碍"。这些古今研究，说明血和水在病理上具有"瘀阻则水停，水蓄则血凝"的关系，此水血相关病理在妊娠病中屡见不鲜。从活血与利水的关系上看，活血促利水，利水促活血，前者如大黄甘遂汤、当归芍药散，后者如桂枝茯苓丸。现代研究证明，利水药能消除水肿或腹水，减轻心脏负荷，有助于纠正心衰，改善血液循环，从而促进瘀血消除。

甘草干姜茯苓白术汤又名肾着汤，由甘草二两，白术二两，干姜四两，茯苓四两组成。方中重用干姜温中祛寒，加用茯苓、白术并用，起到温中祛寒，故反治便自利，干姜配伍茯苓、白术更治湿痹，因此本方治肾着而腰以下冷痛，又称肾着汤，属太阴病症范畴。

甘草干姜茯苓白术汤出自《金匮要略》，即"肾着之病，其人身体重，腰中冷，如坐水中，形如水状，反不渴，小便自利，饮食如故，病属下焦，身劳汗出，衣里冷湿，久久得之，腰以下冷痛，腹重如带五千钱，甘姜苓术汤主之"。

古人以腰属肾，湿痹在腰，故名为肾着。腰背寒湿，故其人身体重而腰中冷，如坐水中，形如水肿状，但反不渴而小便自利，与一般的水气病不同，水不在胃，故饮食如故。病在下焦，故腰以下冷痛，腹重如带五千钱。此病多由于身劳汗出、衣里冷湿而久久得之者，宜以甘姜苓术汤主之。

其人身体重，腰中冷，如坐水中，形如水状，反不渴，小便自利，此为一

派的寒证，患者又湿又冷，就像坐在水中这么冷，可见寒盛之重。临证中寒盛的患者我们往往都配伍附子、细辛等温阳药治疗，起温阳回阳，祛饮的作用。有表证的还可以合桂枝汤、桂枝加附子汤、麻黄附子细辛汤等治疗，都有很好的效果。

在临证中看腰冷重、小便自利和夜间凌晨腰痛加重，晨起减轻为本方的主症，本方用于腰痛水肿以及遗尿等证均有验。

浅谈泽泻的临床运用

泽泻在临床上有清热、利湿、消肿的功效，具体如下。

1. 泽泻主要用于治疗各种原因造成的水肿。不管是肾炎、心衰，还是肝硬化引起的水肿，都可以使用泽泻进行治疗，有利水消肿的功效。

2. 泽泻有利小便、实大便的功效。大便偏稀的患者使用泽泻也可实大便。

3. 泽泻有泄热的功效，主要是泄肾中浮火，在临床上用于治疗肾阴虚火旺造成的头晕、目眩、腰膝酸软、脱发、遗精，如临床上常用的知柏地黄丸、六味地黄丸，里面都有泽泻成分。

4. 泽泻有清热渗湿的功效，在临床上可用于治疗湿蒙清窍所造成的头晕、目眩、头脑不清或者高血压所造成的头晕目眩。

一、用药经验

在临床当中笔者运用泽泻最多的就是治疗头晕脑涨，眩晕，头蒙不清，特别是高血压引起的效果显著。这也是恩师王幸福的用药经验。最具代表的方子就是泽泻汤及陈宝田老师的镇眩汤。

歌诀:镇眩汤中四物汤,苓桂术甘龙牡镶,养血利水兼重镇,配伍泽泻效更强。

组成：川芎 10～16g，当归 10～12g，白芍 10～16g，生地黄 10～12g，桂枝 10～12g，茯苓 12～18g，白术 10g，泽泻 30g，甘草 10g，生龙骨 30～60g，生牡蛎 30～60g。

用法：水煎服。每日 1 剂，日服 2 次，其方中龙牡须先煎。

功效：养血利水，重镇止眩。

方解：本方是由四物汤、泽泻汤合苓桂术甘汤加生龙骨、生牡蛎而成。方用四物汤养血活血以补虚扶正；配以苓桂术甘汤通阳健脾以利水，共奏养血健脾之功；更重用生龙骨、生牡蛎镇冲潜阳而止眩，其功颇著。

主治：贫血，动悸，眩晕，或有少寐，或有浮肿。可用于心瓣膜病、冠心病、心脏神经官能症、高血压病、直立性调节障碍、贫血、眩晕（包括耳源性眩晕、神经源性眩晕、眼源性眩晕）、血管性头痛、经前期紧张综合征、更年期综合征等，疗效可靠。

加减：眩晕甚者，加泽泻；头痛甚者，加白芷；浮肿甚者，加四苓散；血压明显高者，加丹参、菊花；失眠严重者，加夜交藤；贫血严重者，加黄芪、党参。

恩师王幸福治疗头目眩晕，头重，头蒙不清，舌体胖大，苔白水滑，血压高，有几味主药：泽泻 60g，白术 30g，川牛膝 30g，代赭石 30g，天麻 30g，蓝布正 30g，以及对症加减。临床当中往往起到意想不到的效果，十几年病史的高血压都可以痊愈，目前未见反弹。当然了，最初也不是奔着高血压去治的，有是证，用是方，治病求因，治病求本，自然血压也会下降。其实泽泻汤也可以简单理解为降压利尿药，通过减少血容量达到降压效果。

二、临床体会

1. 关于治疗水肿症

泽泻是中药里重要的利水药，治疗各种疾病引起的水肿、腹水、积液。但与氢氯噻嗪等利尿药相比，还是弱多了。对于脏器处在代偿阶段时的水肿，泽泻和五苓散是能够利尿的，但脏器衰竭失代偿时的水肿，用泽泻和五苓散会感到病重药轻。

2. 关于电解质

药物利尿是非常重视体内电解质平衡的。中药利尿虽然慢而弱，但也能排出钾、钠、氯等电解质。长期服用药物利尿的患者会感到腿软乏力，这可能与低钾有关。中药利尿导致电解质紊乱的速度是很慢的。这是因为一方面中药利尿比较弱，体内能缓慢地代偿和补充；另一方面中药本身含有钾、钠、氯、钙、镁等元素，在排出的同时又得到了补充。所以在中药利尿时也需要测定电解质，但时间上可以放宽一些。

由此而想到，服用皮质激素类药物的患者，常同时服用钾制剂，以预防血钾降低。而我们中医临床上利尿时是不服用钾制剂的，出现低血钾症是罕见的。可能因为同时服用了中药，补充了钾离子。服用中药后患者会感到精神体力得到了恢复，没有低钾的乏力症状，并在测定肝肾功能的同时，也测定了电解质，极少发现有低血钾的情况。如果偶尔发生了低血钾症，可随时给予一次性补充。

3. 古代泽泻的争论

对于泽泻的副作用，古代有两个争论，一是明目还是昏目？二是补肾还是泻肾？

（1）关于昏目、明目的争论：《名医别录》记载，"多服病人眼"。病作为动词，意思是多服泽泻使人病眼目昏糊之症。但后代有人提出泽泻能明目。《本草蒙荃》提出"泽泻多服虽能目昏，暴服也能明目。"泽泻多服能引起目昏，长期服用是否会影响视力，应进一步地研究。暴服是指大剂量服用，其明目可能是泽泻利水解除了急性眼底水肿的问题，并没有直接的明目效果。

急性眼底水肿现常用脱水剂治疗，使用泽泻也是脱水的方法之一。免疫病引起的急性眼底水肿其重症是用激素冲击疗法的，泽泻可辅助治疗。内耳水肿引起的眩晕症，采用大剂量泽泻治疗有效，是屡有报道的。

（2）关于补肾、泻肾的争论：有人认为泽泻利水过多而伤肾阴，这是指六味地黄丸中是否可用泽泻。《医经溯洄集》提出泽泻是泻肾邪，而不是泻肾之本。

泽泻是利水药治疗水肿的，是泻肾中水邪的，在利水的同时还能使尿素排泄增加，虽然作用较慢而弱，但如能在复方中长期服用，对改善肾功能是有利的。

阴虚火旺津液不足的患者，再用泽泻利水是不恰当的。但六味地黄丸重在补阴，效果来得很慢，长期服用是可以的。对于阴虚火旺，津液不足的患者，体内水液已经不足，泽泻利水当然是不恰当的。

4. 关于三补三泻

六味地黄丸三补三泻是中药方剂的示范模式。在临床许多情况下，尤其是慢性病，大多需要补泻兼施。补是提高体质，泻是祛除病邪。只补不泻或只泻不补，会出现许多弊端，在补剂中，用泽泻的目的，不是消肿，而是加速排泄，将中药中不需要的或有害的成分加快排出体外，这才是三补三泻，补泻兼施的目的。在冬令进补的膏滋药中，就必须按照补泻结合原则处方，才不会引起不良反应。

5. 关于降脂减肥

泽泻具有较好的降低血脂的作用，对胆固醇、甘油三酯和低密度脂蛋白均有降低作用，对动脉粥样硬化有抑制作用，还能减轻肝内脂肪的积聚，减轻肥胖者的体重。泽泻还有抗血小板聚集、抗凝血、抗血栓形成的作用。这些作用，对于患有肥胖、浮肿、高脂血症、动脉粥样硬化、冠心病、脂肪肝的中老年人，长期服用是非常有利的，同时对高血压、糖尿病以及脑梗死的治疗也是有利的。在复方中可有意识地加大泽泻的用量。长期服用可起到保健和治疗的效果。

泽泻有因利水而瘦人的功效，这是传统的理解。泽泻具有降脂减肥作用，治疗动脉粥样硬化、脂肪肝是临床试验的结果。过去在降脂减肥的复方中，一般也会使用泽泻，这是按照中医三补三泻，补泻结合的治疗原则而处方的，客观上也起到了降脂减肥的效果。现药理研究提供了这方面的作用，就应该有意识地加强使用。（《中药药理与临床运用》）

顽固性尿频治愈医案

医案：患者，男，54 岁，山西五台人，大车司机。

主诉：3 年前出现尿频，白天 6～8 次，夜间 4～6 次，无尿急尿痛，严重影响生活，多方医治效果不佳。近 1 月来症状加重，尿频更甚，大便偏稀，感觉精神紧张特别明显，休息在家无法工作。体型偏胖，舌淡苔白，舌下青筋瘀堵，脉濡滑。

诊断：尿频。

辨证：脾肾阳虚，肝气郁结。

处方：四逆散、温泉饮、缩泉丸合五苓散加味。柴胡 18g，枳壳 10g，白芍 12g，甘草 10g，巴戟天 30g，生白术 30g，益智仁 30g，肉桂 9g，猪苓 10g，茯神 20g，泽泻 15g，麻黄 10g，菟丝子 30g，覆盆子 15g，补骨脂 12g，山药 30g，乌药 10g，龙骨、牡蛎各 30g。6 剂，每剂服用 1 天半，早晚饭后分服。

二诊：症状改善，白天小便 4 次，夜间小便 2 次。效不更方，继续服用 6 剂，9 天。

三诊：基本正常，白天小便 2～3 次，夜间最多 1 次。嘱其口服五苓胶囊和桂附地黄丸巩固。

    按：该患者尿频西医诊断神经性尿频，中医认为是脾肾阳虚，膀胱气化不利，水液代谢异常，加之精神压力大，长期久坐，久坐则伤肾，故而出现此病。方中四逆散加龙牡调节精神，镇静安神，五苓散引火归元，代谢水液，因其舌淡苔白水滑。温泉饮温补脾肾，固摄小便，合缩泉丸温下焦缩尿。麻黄归肺经有调水道之功，可治遗尿，在此用于尿频。诸方合用，故而收效。

三剂药治愈小儿阑尾炎案

医案： 杨小儿，4 岁，河北人。网诊时间 2021 年 7 月 29 日。

患儿之父是给我们门诊供药的中药厂家，患儿在河北老家，28 日患儿出现腹痛，发热，大便正常，舌苔脉象不详。在当地医院住院检查后诊断为阑尾炎，并把检查结果用微信发给了我。此患儿诊断为阑尾炎，也就是中医肠痈的范畴，病因为肠道积热，导致积滞腐败，瘀积化热而发热疼痛。通常我们会用大黄牡丹汤等治疗，自从学了师父的四逆散加特效药以后，遇到同样症状，我就直接用了。

处方：柴胡 10g，枳实 9g，白芍 12g，甘草 9g，鱼腥草 12g，红藤 12g，败酱草 12g。3 剂，每日 1 剂，不拘次数频服。

第 3 日回访已经痊愈，师父的方子真管用！

浅谈小儿抽动症

抽动障碍是一种发生在孩童时期，主要以运动肌肉和发声肌肉抽动为症状表现的疾病。病因不明确，可见于一个或多个部位。中医属慢惊风、痉病、发搐、瘛疭、郁证范畴。

症见眨眼、皱眉、皱鼻、咧嘴、嘟嘴、面颊抽动、点头、摇头、仰颈、理衣领、耸肩、扭肩、挺胸、深吸气、踢腿、跺脚以及抽鼻声、干咳声、清嗓声等。

小儿抽动症有个特点就是孩子独处时症状减轻，紧张或人多时加重，由此可见是一种精神因素的疾病，而非器质性病变。

结合小儿的生理特性，明代儿科名医钱乙提出，小儿肝常有余，脾常不足，心常有余，肾肺常不足，肾常虚的观点。肝常有余是指小儿生机蓬勃精气未冲，肝阳易旺，肝风易动，所以有肝常有余的生理特点。脾常不足是指脾胃成而未全，脾胃之用全而未壮，入食受纳，腐熟传导与水谷精微的吸收转输功能均显得与和谐迅速生长发育所需不相适应，加之小儿饮食不知自调，家长喂养不当，就形成了一系疾病的内因和外因。阴常不足，木火同气，心肝之火容易亢盛。

四逆散就是调整精神紧张的良方，甘麦大枣汤为安神剂，具有养心安神，和中缓急之功用。主治脏躁。症见精神恍惚，常悲伤欲哭，不能自主，心中烦乱，睡眠不安，甚则言行失常，呵欠频作，舌淡红苔少，脉细微数。临床常用于治疗癔症、更年期综合征、神经衰弱、小儿夜啼等属心阴不足，肝气失和者。该方中提到不能自主，那么小儿抽动不就是不能自主么？百合地黄汤润养心肺，清热凉血。方中百合甘淡微寒，入心肺经，能润肺清心安神，偏重清气分邪热；生地黄甘苦寒，入心经，清养心营，偏重清血分邪热；泉水属阴，用之煎药，共奏养阴清热之功。此方主要是清心热，清了心热，就除了心烦，心静而一切皆静，抽动自止。

医案： 小儿抽动症治愈案。张某，男，10岁，小学生，山西榆社人。就诊时间2021年7月19日。

主诉：1年前患儿出现清嗓子，眨眼，吸鼻涕（其实没有鼻涕），手足乱动不安，食欲差，大便偶然干症状。近1个月症状加重，家长以为是咳嗽，其他诊所诊断为咽炎，服用中西药效果不佳。来门诊时也是多动不安，乱抓桌上物品，查其面色暗黄，舌质暗红，无苔少津，脉弦细。

处方：柴胡12g，白芍12g，枳实10g，甘草9g，淮小麦30g，大枣6枚、太子参12g，山药15g，焦三仙（焦麦芽、焦山楂、焦神曲）各10g，鸡内金10g，百合15g，生地黄10g，清半夏10g，陈皮10g，白术12g，茯神12g，知母9g。6剂，水煎服，每日3次。

7月26日二诊：主诉症状大为减轻，偶然会有，效不更方，继续服用6剂，以观后效。

8月3日三诊：患者面色已经白净自然，所有症状消除，食欲大增，大便正常，继续服用6剂以巩固疗效。

按： 治疗小儿多动症从肝论治，是受了师兄的启发，他有过用四逆散合甘麦大枣汤治愈成功案例，思路独特。在遇到此案例我就运用了一次，效果出乎意料的好。该患者少苔无津，并偶有便秘，正好对应了百合地黄汤证，面色萎黄暗淡无光，属脾虚证，故自然而然的加了补脾的参苓白术散及二陈汤，方中茯神是替代茯苓，也有安神之功。

桃红四物汤在治疗皮肤病中的应用

　　笔者在平时治疗皮肤病的时候也常用一些活血药，如凉血解毒汤中的丹参、鸡血藤，消风散中的当归。但是一般都以清热凉血，祛风止痒等思路来出方的。在一次掌跖脓疱病的治疗中突然发现桃红四物汤起到了意想不到的效果。该患者初诊和复诊用的是皮肤解毒汤合犀角地黄汤加减有效，但是三诊四诊就没有效果了，症状既没有加重也没有减轻，到第五诊的时候改用乌蛇荣皮汤，没想到效果特别好，几乎都痊愈了！反过来仔细分析出方，只是方中加了桃红四物汤。无独有偶，随后在一篇文章中看到有葛根汤合桃红四物汤治疗牛皮癣的案例，联想到之前的那个医案，才真正明白桃红四物汤在治疗皮肤疾病中的重要作用。

　　其实古方当归饮子就有四物汤的影子。当归饮子是中医皮肤科常用的方剂，出自《重订严氏济生方》，具体组成有当归、白芍、川芎、生地黄、白蒺藜、防风、荆芥穗、何首乌、黄芪、炙甘草。为了方便记忆，也叫荆防四物三色草。

　　方中当归、白芍、川芎、生地黄、何首乌养血和血凉血，白蒺藜、荆芥、防风祛风止痒，黄芪、炙甘草益气固表。全方具有养血祛风止痒的作用，可以用于治疗血虚风燥导致的皮肤瘙痒、疥疮等。

　　《医宗金鉴》记载的四物消风饮，具有调荣滋血消风的功效。主治赤白游风，滞于血分发赤色者。

组成：生地黄、当归、荆芥、防风、赤芍、川芎、白鲜皮、蝉蜕、薄荷、独活、柴胡。

功用：调荣滋血消风。

歌诀：四物消风饮调荣，血滋风减赤色平，荆防鲜蝉兼独活，柴薄红枣水煎浓。

组成：生地黄三钱（9g），当归二钱（6g），荆芥、防风各一钱五分（4.5g），赤芍、川芎、白鲜皮、蝉蜕、薄荷各一钱（3g），独活、柴胡各七分（2.1g）。

该方治疗赤白游风，也就是现代的荨麻疹。荨麻疹一般分为寒性和热性两种，丘疹或划痕成色白者为寒性，反之为热性，该方治的是丘疹红色的荨麻疹。

余曾经用王清任的血府逐瘀汤治愈一例牛皮癣患者，现在回想起来，其中的桃红四物汤起到了很重要的作用。

在治疗皮肤疾病中四物汤要赤芍易白芍，生地黄易熟地黄。赤芍凉血活血作用优于白芍。特别提到的是生地黄，该药在治疗湿疹中的作用也很重要。慢性湿疹大多由急性湿疹反复发作转化而来，临床表现及病理变化甚为复杂。《素问·阴阳应象大论》记载："年四十，而阴气自半也。"近八旬之体，精血渐衰，加之渗水日久，伤阴耗血，更致阴虚。阴虚为本，理当滋阴培本扶正，但纯用滋阴有助湿恋之虑。另外，久患湿疹，几经调治，热消而湿未除，湿为重浊有质之邪，湿性黏腻，蕴郁肌肤，表现湿邪偏盛，邪盛为标，理当利湿治标祛邪，但徒用利湿有伤阴伐正之忧。

综观本病，乃属阴虚湿恋之证，故拟滋阴除湿法治疗，颇为精当。滋阴除湿法看来似有矛盾，但采用标本兼顾、淡渗并施的方法加以处理，滋阴扶正可以抵邪外出，除湿祛邪亦有利于正复，故滋阴除湿，并用不悖，俾湿去阴复，病安不愈乎？

该法的代表方剂为滋阴除湿汤，方中以生地黄、玄参、当归滋阴养血和营，补阴血之不足,防渗利诸药之伤阴。茯苓、泽泻利湿健脾,祛湿邪之有余,制滋补诸品之腻滞。俾湿去而无伤阴之弊,阴复而无助湿之嫌。白鲜皮、蛇床子祛湿止痒,合而为剂,有滋阴养血、除湿止痒功能。故慢性湿疹,证属阴虚湿恋者,用之每收显效。

朱仁康老师对于生地黄的作用是这样论述的:余治皮肤病,惯用生地黄,药量既大(多在30g以上),使用范围亦广,常为同道们所瞩目。

问曰:"生地黄首载于《神农本草经》,性味甘苦而寒,有清热凉血、养阴润燥作用,历代沿用至今。您善用此药治疗皮肤病,其理何在?其经验可授之乎?"

答曰:"因考虑到疮疡皮肤血热所致者颇多,故喜用生地黄作为凉血清热的主药。临床上凡遇血热证者,除重用生地黄外,常与牡丹皮、赤芍二药配伍,收效颇为满意。"

问曰:"配牡丹皮、赤芍又有何妙用哉?"

答曰:"有热当清乃为常法,但热与营血交结,情况就复杂了。虽然《素问·调经论》有'血气者,喜温而恶寒,寒则泣不能流,温则消而去之'之论,但是热乃温之甚,血遇热失其度而妄行,或邪热煎熬营血而滞涩,故在重用生地黄的同时,配牡丹皮、赤芍既可加强凉血清热的作用,又能活血散血,以防火热煎熬,营血瘀滞。此即取叶天士热入血分'恐耗血动血,直须凉血散血'之意。"

临床上常见因某些药物而引起的药疹,周身泛起弥漫性大片红斑,中医称为中药毒。此系内中药毒,毒入营血,血热沸腾,外走肌腠所致。余常用自拟的皮炎汤(生地黄、牡丹皮、赤芍、知母、生石膏、金银花、连翘、竹叶、生甘草)治之,多能应手而愈。

另外,由于心经有火、血热生风引起的皮肤瘙痒、皮肤划痕等,每以《外科正宗》消风散化裁治之,常加大生地黄的用量,以增强凉血清热作用,往往能收到满意的疗效。

又问："您用生地黄治疗其他皮肤病的经验如何？"

答曰："据有关文献记载生地黄尚有'润皮肤燥、去诸湿热'（《医学启源》），'内专凉血滋阴，外润皮肤荣泽'（《本经逢原》）等功能，所以也用生地黄与相应的药物相配治疗湿疹，银屑病以及剥脱性皮炎等病。"

例如，内中药毒重证，由于毒热内炽，伤阴耗血，肌肤失养引起的剥脱性皮炎；银屑病由于外用药不当引起的红皮症，皮肤层层剥脱或皮肤大片潮红层层脱屑，皆系血热生风，风燥伤阴之证，余拟增液解毒汤治之。方中重用生地黄，并与玄参、麦冬、花粉、石斛、沙参等药配伍，此处生地黄的作用，在于滋阴润燥。

又如，湿疹渗水日久，伤阴耗血，而湿性黏腻难除，往往使病情缠绵不愈，出现舌红绛、苔根部稍腻等症，余拟滋阴除湿汤治之。方中生地黄、玄参、当归、丹参滋阴养血，配合茯苓、泽泻淡渗利湿，此处重用生地黄，其作用在于滋阴而兼能除湿。以上所举，足可见吾用生地黄之大概也。

我们中医有句话：治风先治血，血行风自灭。实际上这里的风指的不只是外风，也包括内风。所以，广义地讲"治风先治血"中的风应含"内风"之意，可谓是后人的发展；治血即治阴液，有滋阴、育阴、养阴、敛阴诸法，阴血一行，内风自平。总之，口诀所指之"风"应包括"外风"与"内风"，所治之血即指阴液或瘀血。治风之法以祛风、散风为直接疗法，而间接疗法包括补血养血活血、行气活血、温经活血和凉血活血等，使血行风灭；治内风可用滋、育、养、敛阴血和津液等一法独进或多法并施，以收液增风平之功。

犀角地黄汤中赤芍，生地黄也是必不可少的佐使用药。由此不难看出，随着历史的发展，各代医家的临床实践不断丰富、充实"治风先治血，血行风自灭"的内涵，而其也具有更强的概括力，具有更大的指导意义，更说明"治风先治血，血行风自灭"是经得起临床检验的，是具有强大生命力的治法准则。

小桑叶大功效，止汗又疗膝

桑叶经霜后采收的为佳，称霜桑叶或冬桑叶。桑叶用途较广，可以食用，也可以用来制作药物，我国很多地方都有生产，具有降血压、血脂、抗炎等作用。除了药理作用和美容作用之外，桑叶还能作为不错的食品食用，用以泡茶更有利于身体健康。桑树秉春气而生，在春天发芽，又在春天结果，春气就是生发之气，所以用桑叶的生生之气来生发再合适不过了。

桑叶调理脱发，内服外洗都可以，内服的如桑麻丸，桑叶和黑芝麻研成细末，用蜂蜜调和成丸，是专门治疗脱发的。桑叶还可以治疗风热感冒，春天的流感多属于风热，桑叶能疏风散热。

中医认为的风包括外风与内风。外风就是自然界的风，内风是什么？是肝风。肝风是好事还是坏事。如果肝风处于春天般的状态，就会春风又绿江南岸，可以吹生万物。所以适量的肝风可以生发我们的阳气。但是一旦肝风大作，就像自然界的狂风一样，会摧毁我们的身体，其中最严重的就是中风。

桑叶是肝风内动的克星。桑叶不仅可以让肝风平静下来，还可以驱赶自然界的邪风。风热感冒，一方面要疏风，另一方面要清热，桑叶既可以疏风又可以清热。风热感冒初起的时候，用桑叶，再加点菊花，泡茶喝，就可以把风热感冒扼杀在萌芽状态之中。

桑叶还有明目的作用，历代医典都有记载。当年，御医为慈禧太后开出的治眼病医方，就用到了桑叶。取霜桑叶适量，水煎，每日洗面后用桑叶水温洗眼部，有润眼明目之功效，用后就好像阴霾的天空下了一场雨，立刻天清地明。据元代朱丹溪在《丹溪心法》中记载："经霜桑叶研末，米饮服，止盗汗。"明末清初的名医傅青主尤擅用桑叶止汗，他先后拟定"止汗神丹""遏汗丸""止汗定神丹"等数方，均用桑叶为主药，誉桑叶为"收汗之妙品"。

为什么桑叶讲究"经霜"？首先根据四时五行的相互对应关系，秋季属金，金气清肃，故秋季清凉；金气主杀戾，故秋季万物凋零，一片苍黄。霜降之后，秋气最浓，根据五色五脏四时相对应的关系，秋气通于肺脏属金主白色，当秋气浓郁到一定程度时，结成有形之体，化为白霜，降落天地之间。而此时，桑叶感秋气之精华，吸收了大量的清秋之气，逐渐的枯黄，此时的桑叶，就蕴含浓郁的秋气精华，更亲和人体生命节律，能更好地调节人体各种机能紊乱，也最适合调养肺脏的疾病。

江浙一带治热性病就喜用"霜桑叶"，以其经霜后凉血清热之力更著；又有"饭桑叶"者，乃置饭锅上蒸制而成，去其散风之力，而取其轻清扬上，善治头目诸病。另外，民间常以霜桑叶阴干制枕，能治头晕目糊，安神入眠，确有效果，早开"药枕"之先河矣。

桑叶止汗多有案例，恩师王幸福曾经在名医谈临症感悟——桑叶止夜汗中有一篇医案。原文如下。

1973 年冬，患者陈某，男性，35 岁，因夜汗长达 1 年之久，来我院中医科就诊。

自诉，每夜 12 时左右，即汗出如洗，枕被尽湿，夜夜如此，症已经年，医治无效。其特点：夜尿时，必如冷风袭，皮肤栗起，内则若有热流上冲，旋即头眩欲仆，摇摇不自持，并见口苦，音嘶，小便短赤等。脉细微而数，舌质淡红。从症而论，颇似《金匮》论百合病，时人颇多此类神经症，并有营卫失和使然。病之所苦在夜汗，求愈之迫者在此，故医者务在止汗，方可偿其所愿。《伤寒论类方》记载："病人，脏无他病，时发热，自汗出而不愈者宜桂枝汤主之。"病人脏无他病，其非形体实质之病变可知，盖所指亦即神经症也。依症立方，乃投桂枝汤。是方兼具平冲逆、障风袭、止汗出三症之用。复以百合滑石代赭汤。百合滋而润之，滑石清而利之，赭石重而镇之，以其有口苦、音嘶、小便短赤、头眩上逆诸症故也。汤药之外，嘱患者每日吞干桑叶末9g，米汤下之。上方进3剂，夜汗顿止，续服5剂，虚热上冲、渐然恶风，头眩欲仆诸症悉除。后以益气养阴，清轻调理之味以善其后。

盖余用桑叶止汗，乃从偶阅小说中得到启示。书中言，一僧，每就枕则汗出遍身，衣被皆透，20年不愈，监寺教以霜桑叶焙末，米汤下二钱，数日遂愈。今适遇此症，不妨一试，果真有验。然转思本例与桂枝汤合用，取效是否乃桂枝汤调和营卫之结果，而非桑叶之功？不久，又连遇夜汗者数例，不杂他药，独取桑叶一味治之，多能应手取效。于是，桑叶有止夜汗之功，确信无疑矣。（《名老中医医话：魏龙骧医话》）

最初用桑叶治疗膝关节疾病是2017年在一次学术交流的时候一位同行传授与我的。当时说是一位老太太专治膝关节积液的秘方，表现得十分神秘，我一听很感兴趣。膝关节积液确实不好治，西医只有抽取以治，但是特别容易反复发作。原方为：桑叶30g，怀牛膝15g，木蝴蝶10g，陈皮10g，防风10g，薏苡仁30g，土茯苓30g。

这个方子我也一直没机会试用，不知道疗效究竟如何，后来有中医朋友遇到了膝关节积液患者问我有没有办法，我把方子传给了他们，据说效果不错。现在我遇到这样的患者多了，在原方的基础上加了温清饮很快治愈，书中有详细医案，在此不做赘述。特别要提到的一点是临床多次运用该方时发现针对膝关节及以上肿痛治疗效果不佳，可以试试活络效灵丹合桂枝芍药知母汤。膝关节及以下或四肢头面跌打损伤肿痛效果很快。

时隔4年，我在翻阅医书时看到记录该方的原著，书中为著名中医外科专家李廷来教授用来治膝关节积液的薏米防桑汤，还有陈士铎先生治疗鹤膝风的薏术防桑汤，都用到了桑叶。

李廷来教授是著名中医外科专家，曾用薏米防桑汤（生薏苡仁、防风、桑叶、木蝴蝶、陈皮、赤茯苓、通草、忍冬藤、甘草）加减，治疗反复膝关节腔积液患者，疗效显著，方中重用桑叶 60g。（《中国现代名中医医案精华》）

陈士铎先生曾用薏术防桑汤治疗风湿入骨而肿痛之鹤膝风，药用防风、桑叶、陈皮、补骨脂、薏苡仁、白术，方中桑叶用量 2 两。（《辨证奇闻》）

按：桑叶治痹，盖以其通经络，利血脉，祛风清热，抗炎消肿之功也。现代药理研究：桑叶具有降血糖、抗菌、抗炎、增加心肌收缩力和心输出量、扩张冠脉、改善心肌循环、降血压、抑制毛细血管通透性、抑制肠蠕动、促进蛋白质合成等作用。

重剂效验中所举4例，见证了重剂桑叶治疗风热、汗证、痹证及某些皮肤病方面之显著功效，其最小用量30g，最大用量60g。

如果要解释桑叶为什么可以治膝关节积液的话，那就是通过抑制毛细血管通透性，减少水液渗出，促进蛋白合成，也就等同于静脉滴注白蛋白治疗低蛋白血症水肿的原理。

王某，女，66岁，山西五台人。就诊时间 2021 年 8 月 13 日。

主诉：左侧下肢肿胀 2 年，刻诊左下肢肿胀严重，按之凹陷，离手即起，胸闷叹气，舌质暗红，苔白厚满布，口干口苦，舌下青筋瘀堵，脉弦。

诊断：肿胀（气滞血瘀）。

治法：疏肝理气，活血通络，利水消肿。

处方：柴胡24g，枳壳15g，白芍20g，甘草9g，砂仁10g，白蔻仁10g，薏苡仁30g，龙胆草10g，牡蛎30g，槟榔10g，木瓜30g，川牛膝15g，茵陈30g，桃仁10g，红花10g，猪苓10g，茯苓皮30g，白术15g，泽泻30g，益母草 30g，当归 12g，川芎 10g。7 剂，水煎服，每日 3 次。

　　该患者只有初诊，之后再没有复诊过，电话回访告知已经痊愈。

　　按：该患者的肿胀属于气肿，因其肿胀是按之凹陷，离手即起，并伴有胸闷叹气。不同于其他心源性和肾源性水肿，按之凹陷，久久不起。所以治法以疏肝理气，活血利水。组方是以四逆散、当归芍药散、三仁汤、茵陈五苓散、桃红四物汤加口苦三药：龙胆草、柴胡、牡蛎，以及消肿之益母草，引药下行之川牛膝。治法思路符合病症，因此该患者用药后效如桴鼓，7 剂而愈。

乳腺疾病别发慌，疗效确切有良方

主方：白僵蚕 12g，橘核 15g，陈皮 10g，当归 12g，蜂房 12g，玄参 12g，柴胡 10g，香附 12g，青皮 10g，川芎 10g，枳壳 12g，赤芍 12g，甘草 10g，浙贝母 12g，生牡蛎 30g，海藻 15g，郁金 12g，莪术 12g，白芥子 15g，山慈菇 12g，皂角刺 90g。

组方分析：该方是由消核汤、柴胡疏肝散、消瘰丸加味而成，也是恩师王幸福的临床验方，疗效确切。主治由肝气郁结，痰气交阻互结导致的乳核（乳腺结节、增生、肿块）。如有寒证出现阳和汤加减也有运用机会。

赵某，女，45 岁，教师，山西五台人。就诊时间 2020 年 10 月。

主诉：乳腺有硬结，肿块，隐隐作痛，伴胸闷叹气，彩超显示有多个结节，最大的 30mm×10mm，舌质暗红，苔白，脉弦。

诊断：乳核（乳腺结节）。

治法：疏肝理气，化痰散结。

处方：白僵蚕 12g，橘核 15g，陈皮 10g，当归 12g，蜂房 12g，玄参 12g，柴胡 24g，香附 12g，青皮 10g，川芎 10g，枳壳 12g，赤芍 12g，甘草 10g，浙贝母 12g，生牡蛎 30g，海藻 15g，郁金 12g，莪术 12g，白芥子 15g，山慈菇 12g，皂角刺 90g。7 剂，水煎早晚分服。

二诊：诉胸闷叹气不再出现，乳腺疼痛大有缓解，自查时摸到结节变小柔软，初诊见效，原方继续服用 7 剂。

三诊：微信问诊，诉感觉治愈了，询问需不需要继续服药，凭经验感觉14剂药不可能完全治愈，嘱咐患者再服7剂善后。

2021年8月19日，该患者来门诊看诊，主诉睡眠不好想调理一下，反馈乳腺结节增生去医院复查B超未发现异常。

我感觉这个验方很有效，值得同行临床应用验证，随即记录书写。特别提到的是其中一味药：皂角刺，别名天丁，师父对其运用理解很深。为了加深理解师父当初的运用思路，现把原医案分享供大家学习参考。原文如下。

说起天丁，可能一般人都不知道为何物？其实就是一味寻常的中药皂角刺。该药平常医生用得不多，一般老百姓更是少知其作用和功效，但却是我方中常用之药，尤其是在治疗乳腺疾病中少有不用，且多为超常规地用。为什么呢？因为它物美价廉，疗效出众。先看文献记载。

异名：皂荚刺（《太平圣惠方》）、皂刺（《医学入门》）、天丁（《本草纲目》）、皂角针（《江苏植药志》）、皂针（《中药材手册》）。为豆科植物皂荚的棘刺，性温，味辛，有小毒。

主治功效：搜风，拔毒，消肿，排脓，治痈肿，疮毒，疠风，癣疮，胎衣不下。

①《本草图经》：米醋熬嫩刺针作浓煎，以敷疮癣。②杨士瀛：能引诸药上行，治上焦病。③《本草衍义补遗》：治痈疽已溃，能引至溃处。④《纲目》：治痈肿，妒乳，风疠恶疮，胞衣不下，杀虫。⑤《本草崇原》：去风化痰，败毒攻毒，定小儿惊风发搐，攻痘疮起发，化毒成浆。⑥《四川中药志》：治风热疮疹，并能通乳。⑦《仁斋直指方》：治妇人乳痈。皂角刺（烧存性）一两，蚌粉一钱。和研，每服一钱，温酒下。

从文献记载上看其主要功能是拔毒散结，类似穿山甲，为外科常用药。我在临床上用于乳腺病，主要缘于穿山甲太贵用不起而替之。乳痈、乳腺增生以其为重药，常常是破关斩机，速收卓效，一点不亚于穿山甲。

在治疗乳痈（急性化脓性乳腺炎）时，配合五味消毒饮，3～5剂即解决问题，其中的关键就在于皂刺要用100～200g，少则不行。

在治疗乳腺增生症时，我过去不得法，用舒肝解郁，活血散结法时，按《药典》常规用量，服药20～30剂，没有大变化。我甚为着急，恨无良方效药，看效果不大，离而去之。后经勤求古训，精研效方，发现皂角刺一药是治疗乳腺病的妙药，且有不少老中医运用于此症，效果斐然，诸如山东妇科名医郑长松、湖北名老中医李幼安、天津名老中医胡慧明均是运用此药治疗乳腺病的高手。前贤有辙，后学效之，自此大胆验于临床，顿起效用。

在治疗乳腺增生症时，我一般是用柴胡疏肝散合消瘰丸，并重用皂角刺（90～150g）加减，常收良效。《外科正宗》附录中记载："皂刺消散之力亦甚大，大概用皂刺不过五六分至二三钱而止便是托药，用至四两是消药。"乳腺增生症用至90g以上是取其消散之力。《本经逢原》谓皂刺"其性善开泄也"。《中药新用》谓"复方中重用皂角刺治疗……纤维瘤及其他腹腔肿瘤属实证者，有较好疗效。"《用药心得十讲》谓"皂角内服，有消痰积、破癥结、下风秘的作用。……皂角刺偏用于活血、散结。"下面举例示之。

病案：徐某，女，28岁，西安市北草滩人。患乳腺增生症已3年了，多处寻医治疗，服用过大量中草药，基本上是以逍遥散为主，外敷专用膏药，无大效果，经人介绍找到我，求再诊治。

刻诊：人中等个子，偏瘦，面略黄，舌质略红，苔白，脉弦细，性急躁，月经基本准时，量少，色黑。饮食一般，二便正常。查两乳房偏小，内各有一鸡蛋大小包块，不规则，每次来月经时胀痛。诊断为乳癖。

处方：柴胡12g，当归30g，赤芍15g，川芎12g，青皮、陈皮各15g，牡丹皮10g，栀子12g，香附15g，枳壳15g，海藻30g，甘草30g，浙贝母18g，生牡蛎30g，玄参30g，皂角刺90g。14剂，水煎服，每日3次。

二诊：服药后无异常，脾气好转，查乳腺增生包块已松软，略为缩小。效不更方，上方去牡丹皮、栀子，加大当归至50g，皂角刺为120g，续服50余剂，包块消失。3年后，因其他病再见面时，询之，乳腺增生愈后未再复发。

按：天丁重用治疗乳腺病此仅举一例，我在临床治疗此病颇多，不管方子怎么变化，皂角刺一药重用是不变的，量小是不行的，这是关键点。其中个别患者服后，有胃不舒服的现象，可减量和对症用药，未见有中毒表现。除了乳腺病外，外科上红肿热痛的痈证都可以加入天丁，以加快治疗时间，效果也是满意的，这方面就不多谈了，诸位同道可自己参悟。（摘自《用药传奇：中医不传之秘在于量》）

曾有微信朋友总结：古传圣药号天丁，破结溃疮有神功，当年曾治肝血结，只用两月病无踪。

浅谈川楝子的特殊作用

川楝子有小毒，性寒，味苦，归肝经、胃经、小肠经以及膀胱经，有行气止痛，杀虫的功效，可以治疗肝郁气滞或肝郁化火导致的胸腹诸痛，还可以治疗肝胃气痛、热疝腹痛以及寒疝腹痛等，除此之外还可以治疗蛔虫引起的虫积腹痛、头癣、秃疮等问题。

功效：行气止痛，燥湿杀虫，促肠蠕动。

川楝子，为楝科植物川楝的干燥成熟果实，冬季果实成熟时采收。除去杂质，干燥，呈类球形，表面金黄色至棕黄色，微有光泽，少数凹陷或皱缩，具深棕色小点，顶端有花柱残痕，基部凹陷，有果梗痕。外果皮革质，与果肉间常成空隙，果肉松软，淡黄色，遇水润湿显黏性。

（1）行气止痛：川楝子可以用于气郁胃痛，有行气止痛的功效。与延胡索，或是苏梗、川厚朴、木香同用，用于缓解气郁胃疼。与柴胡、青皮同用，用于缓解胸肋胀痛，胸闷不舒等症。与木香、小茴香、吴茱萸同用，用于缓解疝气作痛。

（2）燥湿杀虫：川楝子中的有效成分为川楝素，它的乙醇提取物作用强，有驱蛔虫的作用，与其他杀虫药同用可以缓解因蛔虫引起的腹痛。湿热下注者出现阴部瘙痒，多与滴虫病有关，用川楝子内服或外用熏洗，均能起到杀虫止痒的作用。

（3）促肠蠕动：川楝子有促进肌张力的作用，会引起痉挛性收缩而导致腹痛腹泻，所以在使用川楝子驱蛔虫时不宜再服用其他泻药。与青皮同用，用于缓解胸肋胀痛，胸闷不舒等症。与木香、小茴香、吴茱萸同用，用于缓解疝气作痛。

在此想和大家探讨的是川楝子的杀虫疗癣作用。最初引起对这个药的关注是山西五台的董大夫治疗脱发时善用该药，并且一再嘱咐一定要加进去。当时一直想不明白它治疗脱发的作用，是疏肝行气，还是其他的。后来注意到有种脱发原因是螨虫引起的，那就是杀虫作用。这是我在运用川楝子治疗一例牛皮癣患者的过程中亲身体会到的。

患者 24 岁，女性，患牛皮癣 10 余年，多方医治无效或收效甚微，在我门诊治疗 2 个月后效果不太理想，患者和医者心理压力都很大，最后决定改变思维，以桃红四物汤加川楝子打底，佐以其他治顽癣的药物，服用 7 剂后效果非常明显，颜色变淡，皮损变薄，蜕皮减少。原方如下。

处方：当归 12g，川芎 10g，赤芍 15g，生地黄 30g，桃仁 10g，红花 10g，川楝子 15g，乌梢蛇 15g，白鲜皮 15g，蜂房 15g，制首乌 15g，白蒺藜 15g，蛇蜕 10g，土茯苓 30g，莪术 10g，苏叶 10g，黄连 6g，紫草 15g，甘草 10g。

改变思维后效果如此明显，究竟是什么起了作用？就是川楝子和桃红四物汤，因为其他药之前也用过，效果不是很明显。我们平时忽略了川楝子的杀虫疗癣作用，只注重其前半个作用，这也提示了我们看书要认真。

消肿散结积雪草，临床运用有特效

功效：活血消肿，清热利水。

临床应用：①治疗肺病、肝病、肾病等形成的纤维化；②治疗黄疸性肝炎；③治疗肾炎尿蛋白；④治疗硬皮病和皮肌炎。

笔者在临床当中运用积雪草较多的是治疗痤疮治愈后留下的痘印，可以淡化，再后来加深其运用是受了师父的指点，恩师用积雪草治结节型痤疮疗效显著，称其消肿散结效果好。

医案：张某，男，26岁，山西榆社人，政府工作。就诊时间2021年8月2日。

3年来患者面部反复出现痤疮，丘疹结节红肿，面颊及口周严重，色暗红，伴脓点，舌质暗红，苔白，脉滑数。

处方：枇杷叶10g，桑白皮10g，野菊花10g，金银花20g，蒲公英30g，天葵子12g，紫花地丁20g，藿香10g，防风10g，栀子10g，石膏20g，甘草10g，天花粉15g，牡蛎30g。6剂，水煎服，每日3次。

8月9日二诊：服药后效果甚微，不太明显，分析其痤疮色暗红，舌苔白，初诊犯了惯性思维，经验主义的错误，方证不对应，故效果不理想，改方继续服用。

处方：制附子12g，薏苡仁40g，败酱草30g，柴胡18g，桂枝10g，干姜9g，黄芩10g，天花粉15g，牡蛎30g，莪术10g，栀子10g，藿香10g，防风

10g, 麻黄 9g, 连翘 20g, 桑白皮 10g, 赤小豆 30g, 甘草 30g, 积雪草 30g。6 剂，水煎服，每日 3 次。

8 月 16 日三诊：面部痤疮结节基本消退，留有极少部分和红色痘印痕。辨证准确，方证对应，效如桴鼓，效不更方，继续服用 6 剂巩固善后。自此患者再未复诊，后期电话回访已经痊愈，没有留下痘印。

按：此患者属于寒湿蕴结，郁而化热，初诊一次效果不理想，犯了教条主义，惯性思维，以清热解毒为主，忽略了痤疮丘疹的颜色是暗红，而不是鲜红，舌苔白，属寒湿证，所以收效甚微。初诊既然无效，组方也就不做分析了，因为思路不对。复诊效果非常理想，说明药以中病，药症相投。组方以附子薏苡败酱散、柴胡桂枝干姜汤、麻黄连翘赤小豆汤，半个泻黄散加专药积雪草、甘草组成。

1. 附子薏苡败酱散

本方是治疗肠痈内脓已成，或慢性反复发作者。方中主要用以薏苡仁利湿排脓，并辅以败酱逐瘀消肿，兼有附子温经祛湿、散寒止痛等。本方原是为治肠痈而设，也就是急性阑尾炎，溃疡性结肠炎等肠道疾病，用于痤疮是只用其中药性而不指方。

2. 柴胡桂枝干姜汤

本方中柴胡、黄芩和解少阳，瓜蒌根生津止渴散结，牡蛎化痰散结，干姜、桂枝温散里寒，甘草调和诸药，合而成为散结和解、温里祛寒之剂。此方就是以温化寒湿，和解少阳，软坚散结为所用。

3. 麻黄连翘赤小豆汤

麻黄连翘赤小豆汤是汉代张仲景《伤寒杂病论》中治疗兼有表邪的瘀热型黄疸的方剂。原文提到"伤寒瘀热在里，身必黄，麻黄连翘赤小豆汤主之。"所以本方剂具有解表散邪，清热除湿退黄的作用。本方由麻黄、连翘、赤小豆、杏仁、大枣、生梓白皮、生姜、甘草组成。其中生梓白皮不易找到，可以用桑白皮代替。

本方适合治疗现代诸多的皮肤病，主要的辨证要点是瘙痒、发热、咳喘、肿满等，临床上加减可以治疗各种疥癣、荨麻疹、银屑病等皮肤疾病。由此本病痤疮的病因病机就是郁热兼有表证，治法以清利湿热，解表散邪为主。

本方中特别要指出的是积雪草和甘草。积雪草清热活血，散结消肿，治疗痤疮，特别是结节型痤疮有特效。甘草是味最常用的药物，别看它不起眼，除了缓急止痛，调和诸药以外，还有更大的作用，如可以修复皮肤黏膜。

师兄张博治疗痤疮时用甘草很有心得。他是这样描述的：我在治疗痤疮一病时，无不重用生甘草，轻则30g，重则50g，清热解毒，收效迅速。此乃吾之经验也。甘草一物不仅能解百草毒，更能解人身之毒，诸位切不可小视，将其仅视为一调和药，无足轻重。有时用好甘草胜似金丹。

该医案中组方合用是一方面，特效药也起到了很大的作用，因此效果出奇。

逍遥散意外治愈久咳

医案：马某，女，42 岁，山西榆社人，就诊时间 2021 年 8 月 2 日。

主诉：月经不调 1 年，面部黄褐斑。

该患者近 1 年来月经不规律，或迟或早无定期，面部有轻微黄褐斑，闷闷不乐，舌质暗红，苔白，脉弦细。当时看诊时接近中午 1 点了，挂号的患者还有不少，考虑既然月经不调先用逍遥散吧，服 6 剂看看疗效，不到经期也不知道效果如何。于是逍遥散原方不动开了 6 剂以观后效。

8 月 9 日二诊：患者进门眉开眼笑，说吃了 6 剂药把多年的咳嗽治好了！其实我都忘了她是谁了，因为不是特殊的病情严重的患者就没多大印象。

我翻看门诊病历，里边没有说她咳嗽啊，只说月经不调。患者说她咳嗽快 2 年了，咳嗽不痛快，肌内注射和口服药物无数，始终不见好转，后来失去了希望，就不治了，最近面部出现黄褐斑怕影响了美观才来看诊的。没想到治月经和黄褐斑把咳嗽治好了！

我分析了一下处方，确实可以治咳嗽。先不说逍遥散可以疏肝健脾，其中干姜可以温化痰饮，抑制呼吸道分泌物；薄荷疏风解表；柴胡疏肝治肝咳；茯苓可以渗湿化痰；芍药、甘草可以解痉止咳；甘草单味可以止咳，修复呼吸道黏膜；最主要的是当归，可以减少呼吸道刺激症状，在呼吸道形成保护膜；久咳用当归、天冬。我恍然大悟！此方真的是可以治肝郁脾虚，兼外感引起的咳嗽啊！

这真是经方就在眼前，只是大夫没发掘而已。

医海一舟

本案是治月经不调无意中治了久咳，师兄张博用逍遥散治疗小儿咳嗽效果很好，适用于肝郁脾虚型。现把医案分享给同行，仅供参考，临床诊疗一定要辨证施治，不可盲目照搬。

年初一位战友的孩子咳嗽，网诊求助，我看了下舌苔照片，让他买加味逍遥丸服用。

第2天，他反馈孩子病情，但也提出个疑问，药物说明和药店店员都说这是调理月经的妇科药，为什么孩子咳嗽吃这个？但因为他全家人经常找我看病，所以也还是照样购买服用。

到底是不是用错了药呢？我们看分析。

加味逍遥丸也叫丹栀逍遥丸，是在逍遥丸基础上加了栀子、牡丹皮。方中柴胡疏肝解郁，以和肝用；当归、白芍养血活血，以养肝体，共为主药。辅以栀子清上、中、下三焦之火；牡丹皮凉血散瘀，共达清解郁热之功。佐以白术、茯苓、甘草健脾祛湿；用薄荷辛凉升散之性，以助柴胡疏肝透热，且有引诸药入肝经之意，为佐使之药。诸药合用，共奏疏肝清热，健脾养血之功。

该药不仅可以治疗女性月经的问题，还可以治疗失眠，血管痣，这些医案在我师父王幸福的书中都有记载。

刘某，女，50岁。

刻诊：最近3日，心情烦躁，昼夜不能入睡，几近精神崩溃。舌红瘦苔薄黄，脉弦细数，尺不足，眼结膜红丝满布，饮食正常，大便不干，烦躁不安，易怒无故发脾气，偶有头晕心悸，咽干痛。现已3日没有合眼入睡，痛苦之极。

辨证：肝阴不足，肝阳上亢，心神不得安宁。

处方：丹栀逍遥散合二至丸加减。3剂。水煎服，每日2次。下午5点服1/3量，临睡前1小时服2/3量。

3日后复诊告知：服药当晚即入睡6小时，后两天已正常入睡，烦躁好转，效不更方，续服3剂，痊愈。

浅谈当归止咳

当归能养血和血，理血中气，"止咳逆上气。"（《神农本草经》）

《神农本草经贯通》对当归止咳逆上气之病机作了详细论述，记载："当归乃主咳逆上气要药，今人常以之治血而忽其治气之功。咳逆一证，病虽多在气，但气血同行，气为血帅，气病伤血则血瘀、血虚反致气不顺。《内经》云：五脏六腑皆令人咳，非独肺也。心脉瘀阻、肝郁侮肺、肾虚子病及母等皆能令肺气不顺而发为咳逆。当归味甘性温质润，入诸阴经补血益阴，利血脉而顺气，肺肾得滋，气道得通则咳逆之证可除。金水六君煎之主治痰气上逆即取此义组方，诚为明智也。

当归之所以能止咳逆上气，其用有二：一取当归养阴血以润肺燥，可治阴虚血少，肺失润降之咳逆上气；二取其行血通脉之功，以治咳逆上气。

肺主气而朝百脉，百脉皆赖肺气之宣发而流行，气行则血行也。

而慢性之喘咳，因肺气不能宣发肃降，久而久之，由气而血，血脉亦随之不得流通，可致肺脉瘀阻；又有碍肺气的宣发肃降，使喘咳加重，或缠绵难愈。

当归行血通脉，使肺脉运行通畅，有利于肺气之宣降，故能止咳逆上气。

近来有人从活血化瘀入手，治慢性咳逆之病，收到良效，即是其例。

对于慢性久病之咳逆上气，熟地黄和当归既能补肝肾之阴精，使阴血充足而能润肺燥，又复肾主纳气之功而治本，且可借当归活血通脉，使肺脉运行通畅，消除或改善久咳常伴有之肺脉心脉瘀阻之证，有利于复肺气之宣降。

熟地黄、当归补肾以纳气、金水相生、血和气降而止久咳，常用于治疗肾虚血亏之久喘久咳等。

如《本草从新》所记载："气短喘促，熟地黄一两，归身三钱，炙甘草一钱，名贞元饮。治气短似喘，呼吸急促，提不能升，咽不能降，气道噎塞，势极垂危者。常人但知气急其病在上，而不知元海无根，肝肾亏损，此子午不交，气脱证也。尤惟妇人血海常亏者最多此证，宜以此饮济之缓之。"

浅谈功能性阳痿以肝论治法

单纯真正阳痿的患者不是很多，偏多的是举而不坚，坚而不久，心有余而力不足，本节主要阐述心因性阳痿，也就是精神因素导致的房事不力。当今社会生活工作压力大，精神疲惫，古代有句话：暖饱思淫欲。没有压力，精神愉悦，房事质量自然会提高不少，当然房事过度耗伤精血，肾精肾气亏损导致阳痿是另外一回事，需要补肾添精。

医案：李某，男，36 岁，山西五台人，出租车司机。

主诉：近 2 年来，房事不力，举而不坚，坚而不久，有时候根本没有想法，家里 3 个孩子，爱人专门带孩子无法工作，自己一人跑出租每个月挣五六千元，生活压力很大，本来因为收入太少夫妻经常吵架，再加上房事不力，夫妻关系日益紧张，自己又羞于看诊，于是私自买了不少药物和补肾的丸药服用，结果无效，并且喝了以后头昏脑涨。

当时看诊时关系到家庭矛盾，我作为医生也有压力。通过聊天，直觉就是压力太大，先疏肝。

处方：醋柴胡 18g，枳壳 15g，白芍 20g，甘草 10g，白芷 12g，蜈蚣 2 条，香附 15g，当归 15g。10 剂，水煎服，每日 3 次。

二诊：诉症状大为改善，但有时还会出现有心无力，举而不坚。药已中病，效不更方，继续原方跟进 10 剂。

此后未再复诊，最近带小孩过来看鼻炎，问起他的病，基本痊愈，可以正常进行房事了。

    按：《内经》记载："阳明虚则宗筋纵"，故有"治痿独取阳明"之说。白芷性辛温，归肺、胃经。《主治秘要》云："味辛、性温、气味俱轻，阳也，阳明经引经之药。"又云："阳明本药。"《日华子本草》谓："补胎漏滑落，破宿血，补新血……长肌肉。"据现代药理研究白芷主要成分是白芷毒素、白芷酸、挥发油，可兴奋中枢神经，使呼吸增强，血压升高，大量可致惊厥。可见白芷不仅善治头痛、痈肿疮疡肿毒，而且具有补益健脾燥湿之功。其治疗阳痿，一是引诸药直达阳明，增加效用；二是兴奋中枢神经，激发活动力，使机关利，宗筋张，阳事举。

    四逆散可以疏肝解郁，调整自主神经；蜈蚣可以兴阳；佐以白芷兴奋中枢神经，增加阴器血液灌注而起痿。

浅淡地肤子治愈鼻炎

医案：张某，女，42岁，山西五台人。

主诉：过敏性鼻炎病史3年，秋冬季节加重。

刻诊：鼻塞流清涕，打喷嚏，眼睛痒，伴哮喘，咳嗽痰稀白，全身瘙痒，舌淡苔白，脉沉细。

处方：桂枝10g，白芍20g，麻黄10g，干姜10g，细辛6g，五味子10g，清半夏12g，甘草30g，制附子12g，黄芪30g，白术15g，防风10g，蝉蜕10g，徐长卿15g，路路通15g，地肤子30g，荆芥10g，生姜3片，大枣6枚。7剂，水煎服，每日3次。

复诊时诸症皆消，唯有一点轻微咳嗽，上方加杏仁10g，7剂巩固。

按：过敏性鼻炎症见鼻流清涕，打喷嚏，眼睛、鼻腔、耳朵、咽部痒，伴咳嗽甚则哮喘，属阳气虚证，肺卫不固，腠理松弛，风邪入侵，治以温肺驱邪，发散风寒，益气固表。

该方以小青龙汤温肺解表，玉屏风散固表益气，麻黄附子细辛汤温阳散寒，加止痒药蝉蜕、路路通、地肤子、荆芥、徐长卿。

该患者服用7剂有如此好的效果实属意外，仔细研究处方中三个经方为常用合方，有效果但是没这么神速。这次出乎意料的效果是哪味药增强了作用？

平时在治疗风寒型鼻炎时没有加地肤子，此次患者是因为皮肤瘙痒严重而用，难道是地肤子起了作用？

师兄张博查阅了有关地肤子的药理作用发现其竟然有抗过敏作用！

地肤子的药理活性包括以下几个方面

（1）抗病原微生物作用：地肤子对许兰黄癣菌、奥杜盎小芽孢癣菌、铁锈色小芽孢癣菌、羊毛状小孢子癣菌等皮肤真菌均有不同程度的抑制作用。林秀仙等用地肤子的超临界 CO_2 萃取物进行了抗阴道滴虫实验，结果表明不同亲件的超临界萃取物均有较强的抑制阴道滴虫效果，最低药物浓度为320～1280μg/ml。林秀仙等考察了超临界 CO_2 萃取的地肤子油对临床分离妇科常见致病菌的体外抗菌活性，结果显示，超临界萃取地肤子油对所试菌金黄色葡萄球菌、表皮葡萄球菌、石膏样毛癣菌、红色毛癣菌、羊毛状小孢子菌均有较好的抑制活性作用。

（2）抗炎、抗过敏作用：地肤子水提物可降低小鼠单核巨噬系统的吞噬功能，70% 醇提物可抑制炎症和Ⅰ、Ⅲ、Ⅳ型变态反应，并对 Compound 48/80 诱导的小鼠搔抓反应有明显的抑制作用。研究表明，地肤子所含皂苷为止痒、抗炎及抑制Ⅰ型变态反应的有效成分，而主要抗炎活性成分为地肤子皂苷 LC 及其苷元齐墩果酸。抗炎作用的机制与地肤子甲醇提取物显著抑制脂多糖（LPS）诱导的肿瘤坏死因子 α（TNF-α）、前列腺素 E_2、一氧化氮（NO）等炎性递质的释放有关。

（3）降血糖作用：戴岳等人对地肤子总皂苷降糖作用的研究显示，地肤子总皂苷灌胃给药，对正常小鼠血糖无明显影响，高剂量可使血糖略有升高，但能降低四氧嘧啶所致高血糖小鼠的血糖水平；地肤子总皂苷明显抑制灌胃葡萄糖引起的小鼠血糖升高，而对腹腔注射葡萄糖所致小鼠血糖上升无显著影响，并呈剂量依赖性抑制正常小鼠胃排空。对地肤子正丁醇提取物降糖作用的研究显示，正丁醇提取物灌胃能显著抑制小鼠胃排空和降低四氧嘧啶所致高血糖小鼠的血糖水平，正丁醇提取物能依赖性地减少大鼠小肠对葡萄糖的吸收。其降糖机制可能与抑制糖在胃肠道的转运或吸收有关。另外，有报道显示，地肤子甲醇提取物亦能显著抑制灌胃葡萄糖导致的大鼠血糖升高。

由此可见，地肤子治疗过敏性鼻炎疗效确切，大家不妨一试。

为了方便记忆，我把方子编成了口诀如下。

鼻炎清涕属虚寒，青龙汤合屏风散，

再加附子来温阳，蝉蜕长卿地肤裹，

重用甘草地肤子，胜过激素作用强。

上边所述的是风寒型鼻炎的治法与心得，恩师王幸福治疗风热型的鼻窦炎（鼻渊）也有效方。笔者摘录下来并编成歌诀分享给大家参考运用。

主方：辛夷 6g，当归 30g，柴胡 15g，黄芩 12g，炒栀子 9g，玄参 30g，贝母 3g，枳实 9g，白芍 15g，甘草 6g，藿香 10g，生牡蛎 20g，夏枯草 15g，红藤 15g。

功效：宣散通窍，化湿清热，祛涕开塞。

主治：鼻渊脑漏，即现代医学诊断的过敏性鼻炎（加地龙、蝉蜕、乌梅），黏膜化脓性炎症（鼻窦或副鼻窦炎），变应性鼻炎、血管运动性鼻炎。

加减：流黄色浊涕或脓性浊涕，或带有腥臭味，脉见弦滑或滑数，舌红苔黄或黄腻者，加鱼腥草（后下）30g，冬瓜仁 10g，生薏苡仁 30g。

如见鼻塞重浊，嗅觉不敏，甚至不别香臭者，加荜茇 10g。

反复发作，久羁缠绵，而见鼻道干涩，或见涕中带有血丝，脉细或弦细，舌红苔薄，出现肝肾阴虚症状者，加细生地黄 10g，女贞子 10g，墨旱莲 10g。

如流涕清稀而见舌淡苔薄或薄白者，加荆芥 10g，白芥子 10g，苏子 10g，云茯苓 15g，炒白术 12g。

表虚腠埋疏松，卫外不固，易染外邪，加黄芪 15g，炒白术 10g，关防风 6g。

此方为清代陈士铎取渊汤和日本治鼻窦炎汉方与消瘰丸之合方的加减而成；中医学认为鼻渊当责之肺窍失利或肝胆湿热内蕴而发，方中即有宣散之辛夷、藿香开窍，又有黄芩、栀子清热；加之回逆散疏肝利胆，合当归红藤活血通络等共奏宣散通窍，化湿清热为治，临床效验尚可。（古道瘦马王幸福）

歌诀如下。

　　　　鼻渊鼻塞流脓涕，辛夷当归炒栀子，

　　　　四逆散加消瘰丸，枯草藤香黄芩含，

　　　　腥臭舌红苔黄腻，薏苡瓜仁鱼腥系。

中风面瘫特效药：淫羊藿

主方：黄芪 60～120g，当归 12～24g，川芎 10g，桃仁 10g，红花 10g，赤芍 15g，地龙 10g，麻黄 10g，桂枝 15g，白芍 15g，葛根 30g，甘草 10g，全蝎 6g，白附子 10g，僵蚕 10g，防风 15g，蜈蚣 2 条，淫羊藿 30g。

裴某，男，46 岁，山西榆社人。就诊时间 2021 年 9 月 1 日。

主诉：面瘫 10 余天，针灸中药治疗效果不佳。

刻诊：患者于 10 天前出现中风面瘫，左侧眼睛无法闭合，伴流泪，口角漏水及食物，腮帮鼓气试验漏气，耳后方疼痛，舌淡苔白，脉沉细。

诊断：面瘫（气阳两虚、风邪侵犯）。

治法：温阳补气，通络祛风。

处方：黄芪 120g，当归 24g，川芎 10g，桃仁 10g，红花 10g，赤芍 15g，地龙 10g，麻黄 10g，桂枝 15g，白芍 15g，葛根 30g，甘草 10g，全蝎 6g，白附子 10g，僵蚕 10g，防风 15g，蜈蚣 2 条，淫羊藿 30g。6 剂，水煎服，每日 3 次。

二诊：眼睛闭合如常，口角不再漏水及食物，耳后疼痛消失，面瘫减轻。处以原方继续服用 6 剂。

三诊：只剩轻微面瘫，仔细看才能发现。处方调整如下。

处方：黄芪 60g，当归 12g，川芎 10g，桃仁 10g，红花 10g，赤芍 15g，地龙 10g，麻黄 10g，桂枝 15g，白芍 15g，葛根 30g，甘草 10g，全蝎 6g，白附子 10g，僵蚕 10g，防风 15g，蜈蚣 2 条，淫羊藿 30g。6 剂，每日 3 次分服。

患者出院带药回家，后期回访已经痊愈，未见留卜后遗症。

按: 中风面瘫又称吊线风，中医学认为是阳气不足，经络空虚，贼风趁虚而入，侵犯面部，导致面部神经不润不用，而瘫痪无为。

该方是补阳还五汤合葛根汤、牵正散，加防风、蜈蚣、淫羊藿而成。所治之证，为风痰阻于头面经络所致。阳明内蓄痰浊，太阳外中于风，风邪引动内蓄之痰浊，风痰阻于头面经络，经隧不利，筋肉失养，则弛缓不用；无邪之处，气血运行通畅，筋肉相对而急，缓者为急者牵引，故口眼㖞斜；治宜祛风，化痰，通络。方中白附子辛温燥烈，入阳明经而走头面，以祛风化痰，尤其善散头面之风为君。全蝎、僵蚕均能祛风止痉，其中全蝎长于通络，僵蚕且能化痰，合用既助君药祛风化痰之力，又能通络止痉，共为臣药。用热酒调服，以助宣通血脉，并能引药入络，直达病所，以为佐使。

补阳还五汤是治中风之名方，补气活血通络，是一剂活血祛瘀的方药。主治气虚血瘀之中风。半身不遂，口眼㖞斜，语言謇涩，口角流涎，小便频数或遗尿不止，舌暗淡，苔白，脉缓。本方所治证候，半身不遂，系由气虚血瘀所致。半身不遂变称中风。肝主风又主藏血，喜畅达而行疏泄，"邪之所凑，其气必虚"。气为血之帅，本证中风半身不遂，一属中气不足则邪气中之，二属肝血瘀滞经络不畅，气虚血瘀发为半身不遂，治宜补气活血为法。气虚属脾，故方用黄芪120g补中益气为主；血瘀属肝，除风先活血，故配伍当归尾、川芎、桃仁、赤芍、红花入肝，行瘀活血，疏肝祛风；加入地龙活血而通经络。共成补气活血通络之剂。

至于葛根汤一方，在本医案中只是整体作为一味引经药来应用的，不必拆分理解，头面部的问题笔者常用该方作为引经药，引导药物直达病位。防风为风中之润剂，祛除外风；蜈蚣增强通络之功。

以上三方，都是常见常用之方，在这里主要阐述一下淫羊藿在此方中的作用。其实早有文献记载淫羊藿治面瘫的药理特性。此前我也没想到此药可以治面瘫，是在2019年一次交谈中，江西的一位老中医告诉我的。结合别人的治疗经验加入防风、蜈蚣，收效甚好。

淫羊藿治疗面神经麻痹

淫羊藿性辛、甘、温，归肝、肾经，临床主要运用于阳痿遗精，腰膝酸软，风湿痹痛，骨痿瘫痪。淫羊藿用于治疗面神经麻痹为家传验方，笔者在多年临床实践中用淫羊藿为君药治疗面神经麻痹能缩短疗程，及早康复。

医案：冯某，女，45 岁。于 1996 年 3 月，突发口眼㖞斜，左半边脸肌肉松弛，在某医院针灸加理疗半月，病情不见好转，到我处医治。

处方：淫羊藿 20g，全蝎 4.5g，蜈蚣 3 条，防风 15g。水煎服，日 1 剂。

患者服用汤剂 3 剂后，口眼㖞斜症状消失，左半边脸面肉恢复正常。淫羊藿在治疗中风面瘫之病中的神奇作用可见一斑。值得说明的是面瘫一病在早期治疗效果要好，如果病程过久而导致面肌萎缩，实属难治！（董有刚）

临床实践专方止崩漏，效如桴鼓

医案一：陈某，女，29岁，未婚，山西五台人。就诊时间2021年9月17日。

该患者于半年前出现过月经淋漓不尽20余日，经我治疗后痊愈，当时所用之方没有印象，半年后又出现月经淋漓不尽15日，血色暗红，小腹凉而发胀，舌淡苔白，脉沉细，精神尚可。正好前段时间学了师父的止崩漏专方，于是拿来一试。

处方：黄芪60g，当归15g，生地黄30g，白芍30g，生地榆30g，生龙骨、生牡蛎各30g，仙鹤草60g，乌梅15g，海螵蛸30g，桑叶30g，党参15g，白术15g，茯苓20g，乌药10g，甘草10g。7剂，水煎服，每日3次。

1周后患者微信反馈，已经治愈，且服用第2日月经就干净了！建议患者服用人参归脾丸巩固善后。师父专方如此神速，果然效如桴鼓！

此方在师父的方子上加了四君子汤，以健脾补气。气可固摄，脾可统血。因患者看诊时症状已经不太严重，故方中的剂量也略有减少。现把师父的原方及医案分享给大家参考运用。

处方：生黄芪60g，当归30g，生地黄30g，白芍100g，藕节30g，生地榆60g，生龙骨、生牡蛎各30g，仙鹤草50g，乌梅30g，海螵蛸30g。

主治：重症和长期功能性子宫出血。这是我临床上用的一个很有效的验方，可以说屡用屡验。

医案二：刘某，女，40岁。

这是一例电话远程指导治疗的病例，患者在黑龙江。崩漏1个月，经血淋漓不断，时多时少，人也虚弱无力，连上下楼的力气都没有了，头晕，心悸，纳少，恶心，大小便尚可，脉舌象不明。药物止血无效，很是恐慌，经人介绍电话求治。崩漏这么长时间，尽管没有面诊，根据口述症状，基本可以判断为气血亏虚，拟补气敛涩，双管齐下。

处方：生黄芪60g，当归30g，生地黄30g，白芍100g，藕节30g，生地榆60g，生龙骨、生牡蛎各30g，仙鹤草50g，乌梅30g。3剂，水煎服，每日3次。

3日后电话复诊，告之吃完药，下血稍有减少，但恶心呕吐，小腹下坠。令其加姜半夏30g，生姜10片，再服1剂。后仍然恶心，想吐，吐不出来很难受。我认为是虚的太厉害，胃气偏弱，药轻病重，又易方如下。

处方：生黄芪120g，当归30g，白芍100g，桑叶30g，生地榆60g，红参15g，仙鹤草50g，乌梅30g，大枣（切）10枚。2剂，水煎服，每日3次。

2日后再诊，言之，血大量减少，但还不净，时有时无，量不多，人稍有精神。说明此方已见效，略为调整，击鼓再进。上方白芍减量为60g，毕竟偏寒，再加海螵蛸15g，进一步固涩，陈皮10g，炒三仙（山楂、神曲、麦芽）各15g，生姜6片调胃。2剂，水煎服，每日3次。

2日后电话反馈，血已完全止住，但人还是虚，没劲。此为虚亏的时间太长，无形之气易补，有形之血难复，令其将人参归脾丸合左归丸，加1倍量，坚持服1个月，善后。（古道瘦马医案）

一味硫黄引发的思考

2021年9月19日接诊了一位中年女性患者，主诉腋下，双乳下，小腹，腹股沟出现红色丘疹，不痒，后期变白脱皮，舌苔白厚。处以龙胆泻肝汤、五苓散、皮肤解毒汤治之。

看诊过程中发现该患者还有甲癣，于是攀谈起来。患者说了一个自己亲身经历的皮肤病治疗过程，20年前全身出现不明原因的癣，具体病名不详，有人告诉她一个偏方，用3两硫黄打细粉，平均分成15份，每份药粉（约10g）撒到1斤豆腐上，上锅蒸半小时，吃药豆腐，每天吃1次。结果她记错了，买了半斤硫黄，平均分开吃了12天，除了难吃点，没有其他不良反应，半月后全身皮肤病痊愈，至今未见复发。正好我最近也在用硫黄治疗皮肤病，特别是顽癣，因顾虑其毒性，用量是每剂药1.5g。通过今天该患者的亲身体验，才知道最大用量不止1.5g，用量小了起不到作用。这就想起来师父的一句话，中医不传之秘在于量，药量很重要！

硫黄的性味是酸、温，有毒，归肾经、大肠经。硫黄的功效主要是外用可以解毒、杀虫、疗疮，内服可以补火、助阳、通便，通常外治用于治疗疥癣、秃疮、阴疽、恶疮等，内服用于阳痿、足冷、虚喘、哮喘、虚寒、便秘。硫黄因有毒，临床上往往可以起到以毒攻毒的作用，《本草求真》中记载其外用能杀疥疮、一切虫蛊恶毒，有良好的解毒、杀虫、疗疮作用，还能够燥湿、止痒，是皮肤科外用之佳品。外治用于疥癣、秃疮、阴疽、恶疮等，尤其是疥疮，用硫黄治疗效果非常显著。硫黄是纯阳之品，入肾经能够补肾经的命门之火。内服有补火、助阳、通便的功效，用于治疗阳痿、腰膝冷痛、肾不纳气的虚喘等。现代药理学研究表明硫黄外用有一定的杀真菌、杀疥虫作用，内服可以产生缓泻作用。需要注意的是因硫黄有毒，故阴虚阳亢患者不能使用，孕妇也要慎重使用。

中药并不慢，可以治急症：急性阑尾炎治愈案

主方：柴胡 30g，枳壳 30g，白芍 30g，甘草 30g，红藤 30g，鱼腥草 30g，败酱草 30g，生薏苡仁 60g，金银花 60g，蒲公英 60g，赤芍 30g，白花蛇舌草 100g。

用药特点：四逆散加红藤为主方主药。

医案：王某，女，45 岁，山西忻州市人。就诊时间 2020 年 10 月 11 日。

该患者的姐姐在市医院工作，夜间 9 点突然给我打电话说其妹妹突发阑尾炎，右下腹疼痛拒按，伴发热，经 B 超检查确诊急性化脓性阑尾炎，需要马上手术。患者本人比较抗拒手术，遂问我有没有好的办法，能不能治。我答应试试看，开药 3 剂，分多次服下。

处方：柴胡 30g，枳壳 30g，白芍 30g，甘草 30g，红藤 30g，鱼腥草 30g，败酱草 30g，生薏苡仁 60g，金银花 60g，蒲公英 60g，赤芍 30g，白花蛇舌草 100g。

如果 1 剂药无效必须尽快手术。患者当晚煎了 1 剂不停地服药，第 2 天早上体温正常，右下腹疼痛大有减轻，仅有轻微疼痛。嘱咐其继续服用，也可继续配合医院静脉滴注，3 剂药服用后症状消失，处方剂量减半，再服用 3 剂收功。

　　按: 阑尾部位属少腹，肝经循行之处，故用四逆散疏肝理气，红藤、赤芍活血化瘀。白花蛇舌草、败酱草、薏苡仁、金银花、蒲公英清热解毒，力大药专。一般 3 剂即愈！此方可以治急慢性阑尾炎，妇科疾病，是恩师王幸福的高效方，屡用屡效，也可与大黄牡丹皮汤合用。

师父验方治愈前列腺病案

主方：半枝莲 30g，半边莲 30g，地龙干 25g，败酱草 30g，虎杖 15g，瞿麦 20g，王不留行 20g，冬葵子 15g，乌药 15g。

主治：急慢性前列腺炎。

医案：崔某，男，48 岁，医院司机，就诊时间 2021 年 9 月。

该患者原先是出租车司机，由于开车久坐，停车不方便加之上火，患前列腺疾病。主要症状：下腹憋胀疼痛，左侧少腹不舒服，小便不爽，有排不尽感，次数多，白天 10 余次，夜间 7～8 次，遇冷加重，得热缓解。由于此病久治不愈，遂放弃了工作保养身体。

处方：半枝莲 30g，半边莲 30g，地龙干 25g，败酱草 30g，虎杖 15g，瞿麦 20g，王不留行 20g，冬葵子 15g，乌药 15g，鸡血藤 30g，益智仁 30g，鸡内金 15g，牡蛎 30g，麻黄 6g。3 剂，每剂药服 2 日，早晚分服。

患者家属在煎药时加水太多了，3 剂药服用了 9 日！等复诊时主诉症状大为缓解，小便次数减少到白天 4 次，夜间 1 次，小腹憋胀不适基本没有了，只是稍微不注意饮食会拉肚子。

上方加白术 15g，苍术 15g，防风 10g，白芍 15g，陈皮 10g。5 剂，每日 2 次早晚分服。

后在医院遇到了患者，问询起来反馈已经痊愈了。

按：前列腺病专方是师父所创自拟方，临床运用疗效确切。该患者少腹憋胀原本可以用红藤，但考虑到有个症状是得热缓解，于是用鸡血藤易红藤；益智仁、鸡内金固精缩尿；乌药，麻黄温下焦治尿频。

耳道流脓治愈案二则

医案一：陈某，女，22岁，深圳市人，就诊时间2020年1月。

主诉：3年前加班工作后出现耳道流脓，反复不愈，静脉滴注加口服中药收效甚微，伴腰酸困，手足不温，舌淡苔白，脉沉细。

处方：桂附地黄丸加味。肉桂10g，制附子10g，山萸肉30g，熟地黄30g，山药30g，泽泻12g，茯苓30g，牡丹皮10g，巴戟天30g。7剂，水煎服，每日3次。

二诊：症状缓解，耳道无流脓，手足冰冷好转。效不更方，原方服用7剂。

三诊：基本痊愈。患者见好了，不愿意再服用汤剂，嘱其改服中成药金匮肾气丸巩固，后期回访未见复发。

按：阳化气，阴成形。此患者为肾阳虚衰，肾经风寒所致，耳为肾之窍，阳气虚衰导致水液无法气化，加之劳累伤肾，故出现耳道流清稀脓。桂附地黄丸加巴戟天温补肾阳，促进气化，方证对应而显效。

医案二：杜某，女，29岁，山西榆社人，就诊时间2021年9月20日。

主诉：耳道流脓半年，黄色黏臭分泌物，堵塞耳道，伴耳道痒，可见耳道内有溃疡，触摸疼痛，舌象脉象不详。

处方：荆芥连翘汤加味。荆芥 10g，连翘 30g，薄荷 6g，白芷 10g，桔梗 10g，防风 10g，甘草 10g，当归 12g，川芎 10g，赤芍 12g，生地黄 15g，黄芩 10g，黄连 9g，栀子 12g，黄柏 10g，柴胡 18g，枳壳 12g，薏苡仁 30g，金银花 30g，蒲公英 30g。7 剂，水煎服，每日 3 次。

二诊：症状消失，未见流脓及疼痛，原方继续服用 7 剂。

后期电话回访已经痊愈。

按：荆芥连翘汤有两个方子，一个是明朝龚廷贤编著的《万病回春》卷五的耳病和鼻病中。原方：荆芥、连翘、防风、当归、川芎、白芍、柴胡、枳壳、黄芩、山栀、白芷、桔梗各等分，甘草减半，上锉一剂，水煎饭后服。主治两耳出脓，肾经亦风热也。鼻渊者胆移热于脑也。

另一个是日本汉方森道伯根据他多年对二方的临床研究经验，最后制订出日本汉方流派一贯堂医学的经验方荆芥连翘汤，是青年人腺病体质的调理方，有散风理气、和血泻火解毒的功效，适用于以红、肿、热、痛为特征的头面部炎性疾病和热性体质的调理。

原书配方：荆芥、连翘、甘草、薄荷、黄连、黄芩、黄柏、山栀子、生地黄、当归、川芎、赤芍、防风、枳壳（实）各1.5g，柴胡、桔梗、白芷各2g。水煎，每日 3 服。（矢数道明《新版汉方后世要方解说》）

由此看出，本方为四物汤、黄连解毒汤、四逆散加荆芥、连翘、防风、薄荷、桔梗、白芷组成。

本汉方医家矢数道明认为，此方剂中的温清饮具有改善青年期腺病体质的功用，其余八味药可治疗耳鼻咽喉科的一些疾病，如白芷的药效是作用于头部，与防风组合可除头痛；与荆芥、连翘、桔梗同用，可清解在头部停滞的郁热而抑制化脓症。荆芥、防风、薄荷叶、枳壳可治头面部的风热；桔梗、白芷可祛头面部的风邪，并有排脓作用。柴胡能解肝热，可增强肝功能。此方剂有清热和血、解毒的作用，适用于身体瘦弱，皮肤为青白色、浅黑色或暗褐色，对青年期具有解毒证体质的患者，发生急性或慢性中耳炎，急性或慢性上颌窦化脓症，肥厚性鼻炎、扁桃体炎、寻常性痤疮、秃发症等疾病，长期内服则有良效。

处方：当归9g，川芎9g，白芍9g，生地黄15g，黄连9g，黄芩9g，黄柏9g，山栀子9g，柴胡24g，枳壳9g，荆芥9g，连翘15～20g，防风9g，桔梗9g，白芷9g，薄荷9g，生甘草9g。

煎服法：以水1200ml，煮沸后调文火再煎煮40分钟，取汤液300ml，分2～3次温服。

功用：散风理气，和血，泻火解毒。

原书方证：日本汉方记载多用于青年期腺病体质所发的疾病。一般肤色浅黑色，有光泽，手足心多油汗，好发鼻炎、扁桃体炎、中耳炎、慢性副鼻窦炎等以及肺结核早期、面部毛囊炎、鼻衄等。其人腹肌和脉象多紧张。

体质要求：多见于年轻人，形体中等或偏瘦，面色潮红或红黑，或浅黑色，也有白里透红者，一般面有油光，易发痤疮，疮体色红易化脓。目睛充血或多眵，唇红，咽喉充血，舌红；胸胁部有抵抗感或压痛，腹肌较紧张；入冬手足易冷，入夏手心热。多易烦躁、焦虑或抑郁，容易失眠、头痛头昏、皮肤瘙痒、晨僵、鼻衄、鼻塞流浊涕、耳聋耳鸣、咽痛扁桃体肿大、口腔溃疡、淋巴结肿大。女性多月经周期短，量中等偏多，黏稠有血块，易痛经，易有宫颈炎、宫颈糜烂、阴道炎等妇科炎症。

辨证要点：本方是由温清饮（四物汤、黄连解毒汤）和四逆散加引载诸药上行的白芷、桔梗，又加轻清上浮的荆芥、连翘、薄荷而成。因此本方以素有颜面皮肤充血、红血丝、毛细血管轻度扩张，红、肿、热、痛为特征的头面部炎性疾病和热性体质的疾病及皮肤呈暗褐色者为辨证要点。内脏的化脓性炎性疾病也可为辨证要点，但不必悉具。

适用病症如下。

（1）银屑病、痤疮、酒渣鼻、激素依赖性皮炎、脱发系统性红斑狼疮、过敏性紫癜、单纯性疱疹、带状疱疹、毛囊炎、玫瑰糠疹、多形性红斑、急慢性中耳炎、虹膜炎、急慢性上腭窦化脓、鼻炎、鼻窦炎、鼻疖、急慢性扁桃体炎、肺结核、恶性淋巴瘤、支气管扩张、肺炎、硬皮病、干燥综合征、类风湿性关节炎、不孕症、丹毒、疖痈、盆腔炎、附件炎、宫颈糜烂等都可以考虑应用。

（2）荆芥连翘汤治疗慢性复发性口腔溃疡和口腔扁平苔藓加石膏 30g 疗效更好。

（3）急慢性湿疹，伴有渗出的湿疹，尤其是头面部或者上半身的皮炎湿疹加薏苡仁 70g 效果更好。

（4）急慢性荨麻疹以红色的荨麻疹效果更好。

紫癜治愈一案

医案： 付某，男，79岁，山西五台人。就诊时间2021年9月11日。

该患者于半年前出现双下肢小腿及上肢紫斑，经过其他诊所使用外用药膏涂抹无效，近1月来紫斑扩散到大腿根部，并伴有轻微瘙痒，色鲜红，舌质暗红，苔黄厚腻，食欲差，脉滑数。

诊断：紫斑（紫癜）、血热湿热夹杂。

处方：生地榆30g，紫草30g，仙鹤草50g，卷柏30g，藕节20g，栀子12g，女贞子30g，墨旱莲30g，生地黄30g，水牛角30g，牡丹皮10g，赤芍10g，滑石20g，白豆蔻10g，砂仁10g，薏苡仁30g，连翘10g，黄芩10g，茵陈20g，地骨皮15g。7剂，水煎服，每日3次。

9月25日二诊：紫斑颜色变淡，部分消退，大腿根部还留有红色紫斑，舌苔变薄，食欲好转，原方继续服用7剂。

10月4日三诊：紫斑基本消退，部分留有暗色痕迹，未见新发斑疹，食欲正常。

处方：生地榆30g，紫草30g，仙鹤草50g，卷柏30g，藕节20g，栀子12g，女贞子30g，墨旱莲30g，生地黄30g，水牛角30g，牡丹皮10g，赤芍10g，三七（冲服）6g。7剂，水煎服，每日3次。

此后再未复诊，电话回访已经痊愈。

按： 本病归属于中医学的肌衄、过敏性紫癜的范畴。俗称紫斑疹。

病因病机:外感风湿燥热之邪,郁于肌肤,损伤脉络,血逸脉外,积于皮下,日久入里化热,火热之邪迫血妄行,则口鼻出血;外感风热毒邪,或嗜食辛辣炙煿之品,胃火炽盛,或情志所伤,脾虚失统,气弱不摄,血溢上窍,鼻齄衄血;早婚早育,久病虚弱,肾阴火旺,扰乱营血,离经妄行;或气虚血阻,凝积成瘀,瘀溢肌肤而发病。

症状特点:多发生于儿童及青年,青年女性尤多。主发四肢,亦可延至鼻内、齿龈。有急性与慢性两种:急性者突然发病,瘀点针尖大小,成片瘀斑,皮下出血,斑色紫赤,迁延日久;慢性者起病缓慢,瘀点、瘀斑混发,斑色深红,鼻衄不断,龈衄时常。不痛不痒,可兼贫血、低热、头昏等。实验室检查:出血时间延长,血小板计数减少;骨髓象成熟巨核细胞相对减少;放射核素测定血小板寿命缩短 20～230 分,正常 7～10 天。毛细管脆性试验(+)。

我个人认为此病就是血热妄行和脾不统血,以血热妄行多见,治法以清热凉血,止血消斑为主。方中的主方为恩师王幸福的验方为主,对症加减而成。下附师父的血小板减少主方,供同道参考运用。

血小板减少主方:仙鹤草 50g,卷柏 30g,藕节 30g,栀子 12g,女贞子 30g,墨旱莲 30g,生地黄 30g,制首乌 15g,鸡血藤 30g,石苇 15g,五爪龙 15g。

该方为升血小板有效方,师兄弟都用了,效果显著。我在治疗血小板减少性紫癜时加了以下药物,一般 15～30 天治愈(书中有治愈案例)。紫癜加水牛角 30g,牡丹皮 10g,赤芍 10g,生地榆 30g,紫草 30g。每剂药服用 1 日半。

葆青汤原方治愈更年期综合征医案

该患者为徒弟的接诊患者，微信看诊。

医案：女性，53 岁，主诉多梦，出汗，脱发，眼胀，眉棱骨痛，前额痛，心烦，舌质红，舌樱线明显。

开始考虑柴胡桂枝龙牡汤、甘麦大枣汤、丹栀逍遥散等合方，最后决定用师父的葆青汤治疗。

处方：淫羊藿 10g，仙茅 6g，巴戟天 10g，黄柏 30g，知母 30g，当归 10g，女贞子 15g，墨旱莲 15g，浮小麦 30g，五味子 12g，麦冬 25g，北沙参 30g，牡丹皮 15g，栀子 18g，生龙骨 30g，生牡蛎 30g，百合 30g，生地黄 30g，生甘草 10g，白芷 10g，桂枝 10g，白芍 12g，大枣 12 枚。7 剂，水煎服，每日 3 次。

服用后症状基本消除，原方继续服用 7 剂而愈。

按：该方集中了二仙汤、二至丸、百合地黄汤、百合知母汤、生脉散、甘麦大枣汤、桂枝龙牡汤等，集调阴阳、滋心阴、平肝阳、缓肝急于一体，功用强大，照顾面广。（古道瘦马王幸福）

该方基本上就是师父的原方，眉棱骨前额痛考虑营卫不和，气虚受风，加白芷散风止痛。思路上和平时大家的传统治法不太一样，是以绝经更年期女性雌激素水平下降而出现的一系列症状入手进行治疗的。

174

外伤胸痛一周治愈案

医案：患者，男，55岁，山西五台人，就诊时间2021年9月24日。

该患者于1周前胸部左侧被醉酒人击打一拳，随后出现胸痛，呼吸困难，经医院检查无异常，口服跌打丸，外用云南白药气雾剂等效果不佳，刻下见胸痛剧烈，吸气加重，夜不能寐，被击打部位肿起。

处方：当归12g，川芎12g，赤芍15g，生地黄15g，黄连10g，黄芩10g，栀子10g，黄柏10g，积雪草30g，丹参30g，乳香6g，没药6g，三七粉（冲服）6g。5剂，水煎服，每日3次。

患者服药5日后，疼痛完全消失。

按：跌打损伤病因清楚，由血瘀所致，不通则痛，治法活血化瘀即可。组方由温清饮合活络效灵丹为主方，加积雪草活血消肿散结，三七活血止血，5日治愈，方证对应，疗效确切。

清晨卧床腰痛腰酸，起床后症状消失如常

医案： 王某，女，43岁，山西榆社人。

主诉： 清晨腰痛酸困，起床后症状消失，持续了3～4年，多方医治无效，治疗方法包括按摩，针灸，中药。怕风怕冷，腰部手足冰冷，舌淡苔白，脉沉。

处方： 肾着汤合补阴汤。干姜10g，茯苓20g，白术30g，甘草10g，党参12g，白芍30g，熟地黄15g，陈皮10g，怀牛膝30g，补骨脂15g，杜仲15g，当归15g，小茴香10g，知母10g，黄柏10g。7剂，每剂服用1日半。

患者服用10日后未来复诊，电话回访已经痊愈。此类患者临床当中很常见，天一亮或天不亮必须起床活动，腰酸腰疼无法忍受，属肾虚寒湿瘀阻于腰部。

按： 《金匮要略·五脏风寒积聚病脉证并治》记载：肾着之病，其人身体重，腰中冷，如坐水中，形如水状，反不渴，小便自利，饮食如故，病属下焦，身劳汗出，衣里冷湿，久久得之，腰以下冷痛，腹重如带五千钱，甘草干姜茯苓白术汤主之。

补阴汤是《万病回春》腰痛门记载的方子，腰痛之脉，必沉而弦。沉微气滞，弦损肾元；或浮而紧，风寒所缠；湿伤濡细，实闪挫然；涩为瘀血，滑痰火煎；

或引背痛，沉滑等症。

大抵腰痛新久总属肾虚。新痛宜疏外邪、清湿热；久则补肾，兼补气血。常常腰痛者，肾虚也。

方子效果不错，但是龚廷贤老前辈把此方称为补阴汤，实属不好理解，有待继续研究。

鼻衄方

主方：水牛角 20g，地黄 25g，赤芍 10g，牡丹皮 10g，栀子 12g，玄参 12g，大黄 15g，白茅根 20g，牛膝 15g，槐花 15g，紫草 15g，墨旱莲 15g，血余炭 10g，肉桂 3g，代赭石 30g。

功用：凉血止血，滋阴润燥，平冲降逆。

适应证：鼻衄。

医案：陈某，36 岁。榆社县人民医院工作，就诊时间 2021 年 10 月 10 日。

2018 年开始鼻衄，每年发作 2 次，去年开始增多，近半年每月一发。衄前自觉火热上冲，鼻内有血管跳动感，衄时血出如注，血色鲜红，甚则量多盈盈，人民医院检查，未能明确诊断，治疗少效。近 3 日来又有火热上冲感，鼻腔不明原因大量出血如注，晨晚口干，饮水多，大便干结舌苔黄腻，质偏红。证属火热上冲，热迫血溢。治予凉血止血，平冲降逆。

处方：水牛角 20g，地黄 25g，赤芍 10g，牡丹皮 10g，栀子 12g，玄参 12g，大黄 15g，白茅根 20g，牛膝 15g，槐花 15g，紫草 15g，墨旱莲 15g，麦冬 10g，肉桂 3g，代赭石 30g。6 剂，水煎服，每日 3 次。

二诊：药后鼻衄未作，火热上冲感减轻夜晚已不需要饮水，牙龈肿痛火热、齿衄有改善，大便干结好转，舌苔黄腻，质红边尖暗紫，脉细滑。上方加沙参，

6剂继续服用。

三诊：鼻衄未作，口干减轻，面部升火潮红亦减，间有头昏，舌苔黄腻，边尖暗红，脉细滑。初诊方加知母10g，天花粉12g。6剂。其后患者自觉无不适，随访得知鼻衄一直未作。

按：鼻衄是临床常见症状，原因复杂，急性发作时让医院大夫束手无策，甚是着急，治疗一般以鼻腔内加塞棉条加压止血或滴注少剂量的肾上腺素来止血。大致可分为以下几种原因。①外伤：鼻及鼻窦外伤或手术、颅前窝及颅中窝底骨折。如鼻外伤性筛窦骨折可引起筛前动脉破裂；颅底骨折可损伤颈内动脉虹吸部，在颅底发生假性动脉瘤，进而侵蚀蝶窦外侧壁进入蝶窦，可导致严重的鼻出血，甚至危及生命。②剧烈咳嗽或喷嚏、擤鼻，挖鼻、经鼻腔插管等也可引起鼻出血。③气压性损伤：鼻腔和鼻窦内气压突然变化，可致窦内黏膜血管扩张或破裂出血。④鼻中隔偏曲：多发生在嵴或距状突附近或偏曲的凸面，因该处黏膜较薄，易受气流影响，故黏膜干燥、糜烂、破裂出血。⑤鼻中隔穿孔也常有鼻衄症状。⑥炎症：非特异性炎症，干燥性鼻炎、萎缩性鼻炎、急性鼻炎、急性上颌窦炎等，常为鼻出血的原因。⑦因黏膜溃烂，易致鼻出血。⑧肿瘤：鼻咽纤维血管瘤、鼻腔、鼻窦血管瘤等，可致长期间断性鼻出血，鼻腔或鼻窦的恶性肿瘤。

早期鼻出血症状，出血量一般不多，但可反复发生。晚期破坏大血管者，可引起致命性大出血。其他如鼻腔异物、鼻腔水蛭，可引起反复大量出血。在高原地区，因相对湿度过低而多患干燥性鼻炎，为地区性鼻出血的重要原因。

同时也不能忽视全身原因，如血液疾病中血小板量或质的异常：血小板减少性紫癜、白血病、再生障碍性贫血等；凝血机制的异常：如血友病、大量应用抗凝血药物、纤维蛋白形成受阻、异常蛋白血症和结缔组织病等。

鼻衄内治法，一般有八个方面。①解表止血：适用于感冒发热时，热病汗出不解，迫血妄行，称为"红汗"，宣肺解表则血止。②凉血止血：适用于血热妄行出血。《金匮要略》记载：心气不足，吐血、衄血，泻心汤主之。③祛瘀止血：单用止血，有留瘀之弊，活血祛瘀，脉络通畅，血行常道而止。《血证论》记载：凡吐逆，无论清凝鲜黑，总以祛瘀为先。④通腑止血：阳明燥矢内结，内火怫郁，郁火不泻，衄不易止，用泻火通便法，釜底抽薪，火从下而泻，则衄自止。⑤降逆止血：肝阳上亢，肝火上逆，如冲任失调，经血倒逆用平肝降逆法。⑥养阴治血：真阴亏虚，虚火上炎，予滋阴降火止血，所谓"壮水之主以制阳光"之意。⑦益气摄血：气为血帅，气虚不能摄血，血液妄行，流散脉外，用益气固摄而止血。⑧温阳止血：肾阳不足，阴盛格阳于外上，虚阳上浮，予温肾火敛浮阳而止血。

另外，临床上还可用活血化瘀止血法加速止血。离经之血即为瘀血，若瘀血不去则新血不生，瘀血阻于脉中则血液不行常道，反加重出血，故止血首当祛瘀。由于出血之后，离经之血积滞于内，血脉瘀阻，脉道壅塞，血液不行常道而溢出脉外，导致出血。因而，血瘀也是引起出血的原因。

运用活血祛瘀法，使瘀血去除，脉道通畅，血液循常道而行，有助于止血，即能避免，止血留瘀，又可祛瘀生新。

内服中药是治法之一，师父常用新鲜莲藕洗净榨汁频服，效果也特别的好，见效很快，且口感较佳，适合孩子服用。

本方取大黄"将军"之性，釜底抽薪，直折其火；取微量肉桂以引火归元；重用代赭石降逆止血，使上逆之血得以平降；妙在川牛膝引血下行，诸药合用，具有泄、归、降、行的功用，对肺胃热盛之鼻衄每能应手取效。

犀角地黄汤合增液汤以清热凉血，滋阴润燥，鼻黏膜不会干燥，凉血止血而治愈。

泌尿系统结石方

主方：金钱草45g，海金沙（包）20g，鸡内金15g，石韦15g，萹蓄15g，瞿麦15g，威灵仙15g，生地黄15g，蒲黄（包）10g，牛膝12g，麦冬12g，胡桃肉10g，桑寄生15g，鱼脑石15g，石见穿30g，玉米须30g，冬葵子12g，乌药10g，川楝子15g，延胡索15g，白芍30g，甘草15g，郁金10g。

功用：清化湿热，排石通淋，化气利水。

适应证：肾结石。

医案：刘某，男，49岁，山西太原人，煤炭行业。就诊时间2021年6月8日。

初诊：肾、输尿管结石病史3年有余，多次B超检查提示双肾结石，左肾结合系统分离，轻中度积液，输尿管上端明显扩张。两肾区时有疼痛，曾有肾绞痛史，在医院行2次体外冲击波碎石术，但是到了1年后依然会有结石，反复发作加之疼痛，让其苦不堪言。舌苔薄黄，舌质暗红，脉弦。

该患者常年应酬喝酒，爱吃肉，但是很少喝水，形体肥胖，油光满面，从肾虚阴伤，湿热瘀结入手治疗。

处方：金钱草45g，海金沙（包）20g，鸡内金15g，石韦15g，萹蓄15g，瞿麦15g，威灵仙15g，生地黄15g，蒲黄（包）10g，牛膝12g，麦冬12g，胡桃肉10g，桑寄生15g，鱼脑石15g，石见穿30g，玉米须30g，冬葵子12g，乌药10g，川楝子15g，延胡索15g，白芍30g，甘草15g，郁金10g。

2021年6月16日二诊：自觉症状尚平，腰不痛，排尿通畅，小便时黄，舌苔焦，舌质稍暗，脉细。原方加炮穿山甲（代，先煎）9g；王不留行10g，服药后排出泥沙颗粒状结石数颗。

患者其后间断服用此方15剂，服药时一般情况好。8月12日B超复查显示双肾内有小结石，在上方基础上，加琥珀6g，继续服用15剂。

2021年10月18日三诊：患者诉B超复查，双肾内已无小结石，结合系统无分离，输尿管无扩张，无腰酸腰痛等不适感，小便通畅，再予原法巩固，病愈。

肾、输尿管结石及由此而产生的肾盂积水、腰痛，尽管患者没有膀胱刺激征，仍照石淋证论治。

石淋的基本病机在于湿热下注，化火灼阴，煎熬尿液结为砂石，瘀阻水道。病程短者治予清化湿热，排石通淋，化气利水，方药如石韦散、八正散、乌药、沉香；病程长者常伴虚、瘀，宜在此基础上再配合补虚化瘀之法，药如炙鳖甲、鹿角片、胡桃肉、桑寄生、炮穿山甲（代）王不留行等。一般经此治疗，多能取效。但也有顽固不效者，由于结石不去病情即使一度稳定，但终易反复。此时，可采用验方排石散，取琥珀、沉香、鱼脑石，按2：1：2的比例配方，研末，每次1～2g，每日2～3次吞服，每有卓效。方中琥珀"消瘀血通五淋"（《别录》）；沉香降气走下。鱼脑石现临床少用，此药系石首鱼科动物大黄鱼、小黄鱼头骨中的耳石，有利尿通淋排石的作用，对此古代本草有所记载，如《开宝本草》记载其"主下石淋"，临证所见，鱼脑石化石排石之功确凿，为治疗石淋验药之一。惜现代一般的中药书籍常不收录，人多不识，药房也常不备，实为可惜。

按：*泌尿系统结石属于中医学"石淋""砂淋"范畴。中医学对该病的认识，最早见于《诸病源候论》："石淋者，淋而出石也"。关于结石的成因，《张氏医通》将其形象比喻为"如水煮盐，火大水少。"在现代医学X线、B超等仪器问世前，中医学对泌尿系结石的认识仍然局限于临床症状，如尿中发现结石，小便频急，*

淋漓涩痛、小腹拘急，痛引脐腹或尿血等。但仅凭临床症状，对泌尿系结石，尤其是非典型结石，很难与其他疾病鉴别，容易造成误诊。X线、B超等现代医学仪器的应用，大大地提高了泌尿系结石的检出率和诊断准确率。

章次公先生就此症曾提出"辨证与辨病相结合，双重诊断、一重治疗"观点，借鉴和应用现代科学技术和手段，不仅可以大大提高泌尿系结石的诊断准确率，减少误诊，也是对中医学辨证论治的深化和发展。证分虚实，清利和补益兼行，泌尿系结石尽管病位有在肾、输尿管、膀胱之分，但皆形成于肾，故病本于肾，为本虚标实之证。本为肾虚，标为砂石结聚。治疗时应结合患者的具体情况，辨清虚实。一般情况下实证多以湿热蕴于下焦多见，治疗以八正散等清利之剂为主，酌加金钱草、海金砂、鸡内金等。根据经验，清利通淋之法，仅对直径在0.5cm以下的小结石疗效尚好，对较大的结石则疗效欠佳。根据肾主水液的理论，肾气虚弱，导致人体水液代谢障碍是泌尿系结石形成的主要原因。肾气旺盛，尿中沉渣自然容易排出；肾气虚弱，气化推动无力，尿中沉渣易于沉积体内而为结石。据临床观察，补肾药物能够促使肾盂、输尿管的蠕动，有助于泌尿系结石下移，而且部分患者的积水往往消失在结石排出之前。对此，著名中医学家岳美中亦认为："补肾药物能推动结石下移，于复发症，亦有益无害。"此外，由于患者体质的差异及临床失治误治，亦有表现为气虚或阳虚见证者，可辨证使用补气药如黄芪、党参及温补肾阳的药物，如金匮肾气丸、真武汤等，此证临床虽不多见，但作为变法，不可不知。

本方以四金一石汤利尿排石，合金铃子散、芍药甘草汤缓急止痛，加结石专药鱼脑石、威灵仙以化结石，胡桃、乌药、生地黄鼓舞肾气，推动结石下行，共奏协同之功。

正确认识疾病与自然衰老

曾经有人问我一个问题，说有位朋友非常深信早检查，早发现，早治疗。他每年做两次体检，查出来不是这个指标不正常，就是那个指标不正常，然后就开始治疗。这么多年，他从小病变成了大病，从一个病变成了多个病，后来，这个朋友还是离开了这个世界。他问我，早检查，早发现，早治疗，这句话究竟对还是不对？怎么说呢？这个说法好像已经约定俗成了，我就这么说吧，也对，但不全对。

我在这里给大家传达两个词，第一个词叫钝感，第二个词叫共生。这是什么意思呢？跟大家解释一下：第一个词就是各位不要让自己太敏感，拼命地证明自己这个指标不对，那个指标不对，然后努力去调整它。现代医学上有三万多个病名，如果你去仔细查的话，任何一个人都能查出一些异常的指标。但事实上这些指标只是表象，真相是什么？是你老了，你胖了，你堵了，你有炎症了，你有寒气了，然后你的情绪就会发生变化。那你是在症状上做文章还是在他的根本上做文章呢？如果你没有精神放松一点，这个并不是说要拼命地关注养生，天天去检查，一天见五次医生，这样一定不会让你活得更久！

各位相信我，因为医生也不知道如何能够让自己活得久一点，所以大家该吃吃该喝喝，啥事儿不往心里搁。没心没肺的人偏偏就没病了。身体是用来使用的，不是让你每天证明它有病，然后每天修来修去，同时身体又是一个整体，只逮着一个局部去修来修去最后会修出一身故障。所以各位，当你发现了一辆车该跑的时候要去跑，该保养的时候要去保养，只要把握好这个节奏就可以了。一个拼命跑而不保养的车，肯定早早就报废了，当然是不对的。不要天天上这个网站那个网站查病名的相关字，证明自己有病，再贴上一个标签儿去证明自己是高血压或者糖尿病，然后焦虑一辈子。本来患病这件事儿就是雪，检查出来，天天着急，再治不了，雪上加霜，怎么能够长寿呢？

　　下面我们讲第二个词共生。随着年龄的增长，可能会有老花眼，我现在50多了，有时候会戴眼镜，看东西会比较困难，但是我这个年龄了，也应该戴眼镜儿了，你接纳了就不会折腾了。有些人接纳不了，就想着我要练练这个操，再练练那个功，再去做个手术，消除老花眼，折腾自己。你要接纳自己的正常衰老。举个例子，很多人去治更年期，更年期和青春期一样，就是在两个不同的周期切换的时候，身体内会有些变化。更年期不就是这样吗？更年期是在提示大家，你该老了，该停的就会停，该变的就会变，不管你承不承认，你会发现，睡眠比以前变浅了，体力没有以前好了，记忆力变差了，甚至酒量都没有以前好了，人更容易疲惫了。你说这是病吗？这就是正常的衰老。你要吃人参、鹿茸这些补药以延缓衰老，达到长寿，那些过去的皇上可没少吃，但是哪个长寿了呢？所以说要接受共生，世上没有长生不老丹。

肥胖型闭经验方

主方：苍术 15g，香附 15g，陈皮 12g，制南星 10g，炒枳壳 12g，法半夏 10g，川芎 10g，茯苓 20g，神曲 10g，浙贝 12g，当归 15g，白芍 15g，甘草 10g，白术 15g，淫羊藿 30g，仙茅 10g，巴戟天 12g，知母 9g，黄柏 10g，川牛膝 15g，胆南星 10g，泽泻 15g，益母草 30g。

医案：陈某，女，26 岁，就诊时间 2021 年 6 月 13 日。

主诉：3 年来月经量逐渐减少，刻下已经停经 6 个月，身高 162cm，体重达到 90kg，平时喜喝甜冷饮，吃辛辣油腻之品，疲乏无力，手足不温，头面油光，舌淡苔白，脉沉细。

处方：苍术 15g，香附 15g，陈皮 12g，制南星 10g，炒枳壳 12g，法半夏 10g，川芎 10g，茯苓 20g，神曲 10g，浙贝 12g，当归 15g，白芍 15g，甘草 10g，白术 15g，淫羊藿 30g，仙茅 10g，巴戟天 12g，知母 9g，黄柏 10g，川牛膝 15g，胆南星 10g，泽泻 15g，益母草 30g，肉桂 6g，猪苓 12g。7 剂，每剂药服 1 天半，早晚饭后。

初诊 7 剂药服了 10 天，到第 7 天月经已至，为期 5 天。

6 月 28 日二诊：诉除了月经以下，体重由 90kg 降到了 86.5kg，头面油光大有减少，感觉身体较以往轻松。效不更方，继续开药 7 剂，每剂药服 1 天半。

2月后回访患者月经正常，体重减到81kg，由于喝药痛苦，暂时不计划继续服药了。

按：该组方由苍附导痰丸、当归芍药散、二仙汤合方加减，以行气利水，化痰除湿，活血通经为治法。患者肥胖属气虚脾虚，水湿停留体内，水血互结，加之饮食不节制，寒凉甜食不断，进而导致闭经。

苍附导痰汤由苍术、香附、枳壳、陈皮、茯苓、胆南星、甘草、生姜等组成。主治形体肥胖、多痰、气虚。中医学认为肥胖是体内脂肪堆积过多，由于脾气不运，痰湿内生，导致体重超标。治则健脾益气，化痰利湿。方中苍术、陈皮、茯苓、胆南星、生姜以健脾化痰，香附、枳壳疏肝益气。口服苍附导痰汤以益气健脾、化痰利湿、消脂，使脾气健运，痰湿祛除，体重减轻，所以痰湿肥胖者口服苍附导痰汤效果明显。当然了，该患者主要是以调经为主，至于能减去多少体重，那就减多少算多少吧。后期服药龇牙咧嘴的喝不下去了，而且每次看诊我都会嘱咐她注意饮食，估计嫌我管得多了，所以后面就停服药物了。现在的孩子只喝饮料不喝水，要不是她母亲着急的话，估计不来月经她都不着急，嫌麻烦。

《金匮要略》用当归芍药散治"妇人怀娠，腹中痛"以及"妇人腹中诸疾痛"。后世的应用远远超出了经文的范畴，《皇汉医学》汤本求真说："苟有腹证，不论男女老少一切之病症，皆可用之，实一日不可缺少之要方也。"其实，越是应用广泛的方剂越要严格把握应用指征，否则便会流于滥用。那么，使用当归芍药散需要注意哪些要点呢？笔者认为以下方面值得参考。

第一，注意辨别腹证。本方证之腹痛，就患者主观而言，疼痛的性质，或胀痛，或绞痛，或酸痛，或闷痛，或抽掣痛等，皆有可能，不必局限于经文所言。汤本求真说："惟腹痛之部位，常在左侧，其发于右侧者未有经验。"这种观点未必符合临床。他还说："其他，亦治桂枝茯苓丸适应证之贫血者"。换言之，有桂枝茯苓丸腹证，其人面部充血者用桂枝茯苓丸，其人贫血者则用当归芍药散。可见，在汤本求真眼中，本方腹证也是可以参照桂枝茯苓丸的。在《皇汉医学》中，他又说本方腹证酷似芎归胶艾汤，并强调本方腹证腹部稍软弱而胃内必有停水。《腹证奇览》则认为当归芍药散的腹证是"脐旁、脐上、脐下四周拘挛，按之痛而彻背。"这个观点显然要比汤本求真的更细化。《青州医谈》记载："当归芍药散之腹候，脐旁有拘挛，其痛推右移左，推左移右，痛彻心下或背之七八椎也。"陈宝明、赵进喜认为当归芍药散证患者多为虚弱体质，皮肤色白，肌肉紧张度较差。腹痛必发自腹内深部，脐旁拘挛，压之腹中腰背可有刺痛，或心下有振水音。下腹部一般腹肌松弛，无抵抗（《古方妙用》）。关于经文的"腹中"，龙野一雄认为是可解释为腹的深部（《中医临证处方入门》）。提示本方证腹痛其病变位置比较深，压之腹中则是触诊的深度比较大，腰背可有刺痛是病变牵涉腰背致使疼痛向腰背部放射。当然，这一切触诊的前提是腹肌松弛。如果像芍药甘草汤或小建中汤腹证那样腹直肌挛急，医者很难进行深部腹诊。

　　第二，寻找水液潴留。本方用了茯苓、白术、泽泻三味水分药，其证必然有水液的潴留存在。最显然的表现为面部或四肢的水肿，其次是空腔脏器内的体液停留，如胃液潴留（表现为振水音）。这些都是可以凭借直观得知的表现。还有些水液潴留表现为心下悸、眩冒、耳鸣、肉润筋惕、小便不利等，也不容忽视。这些潴留的水液有的是肾脏排泄机能低下所致，有的则是慢性炎症的渗出物，如慢性盆腔炎的盆腔积液。当一些器官仅表现为自身的水肿而没有渗出时，也应该视为水液潴留。《类聚方广义》说本方治"脱肛肿痛，出水不止者，有奇效。"《皇汉医学》汤本求真按说："脱肛若为胃肠肌弛缓之一分证，即水不出来者，亦可用本方，有奇效。"不能以是否有水液的渗出作为唯一证据。当然，使用本方后，其潴留水液排出途径也决非小便一途，《成绩录》用本方治鼓胀，病者服之三日，泻下数回，约去水五六升，即是通过大便排泄的。诸如经前水肿，用本方后有的出现月水增多而水肿消退。从何途径排水，要视病情而论。这是诸多医家对当归芍药散的诠释及运用，临床当中学者们可以参考，并在其基础上不断用来治其他的病或症。

方中二仙汤功用温肾阳，补肾精，泻肾火，调冲任。主治妇女月经将绝未绝。周期或前或后，经量或多或少，头眩耳鸣，腰酸乏力，两足欠温，时或怕冷，时或烘热，舌质淡，脉沉细者。现用于妇女更年期综合征、高血压、闭经，以及其他慢性疾病见有肾阴、肾阳不足而虚火上炎者。

方中仙茅、淫羊藿、巴戟天温肾阳，补肾精；黄柏、知母泻肾火、滋肾阴；当归温润养血，调理冲任。全方配伍特点是壮阳药与滋阴泻火药同用，以适应阴阳俱虚于下，而又有虚火上炎的复杂证候。由于方用仙茅、淫羊藿二药为主，故名"二仙汤"。

其实二仙汤还具有补充女性雌激素和男性雄激素的神奇作用！临床运用不分男女，男性不育，精子量少也是不错的可选之方。

新加芍药甘草汤，筋肉痉挛无处藏

主方：白芍 30～60g，甘草 15～30g，鸡血藤 30g，木瓜 30g，伸筋草 15g，川牛膝 15～30g，牡蛎 30g，桂枝 10～20g，海风藤 10～15g。

医案：王某，男，56 岁，山西榆次人，铁厂工人。

主诉：3 年来，小腿抽筋，遇冷或劳累加重，近半年来大腿内侧也开始痉挛，痛苦不堪，甚至有了睡觉恐惧症，因为担心每晚腿抽筋。服用钙片之类的药物及中药效果不佳。

处方：白芍 45g，甘草 30g，鸡血藤 30g，木瓜 30g，伸筋草 15g，川牛膝 30g，牡蛎 30g，桂枝 20g，海风藤 15g，生姜 3 片。7 剂，每日 1 剂，早晚分服。

二诊：诉服药第 2 日有抽的预兆，但是没有抽，第 3 日后再未出现腿抽筋现象，原方继续服用 7 剂，每剂药服用 1 日半。

后回访已痊愈。

按：芍药甘草汤在《伤寒论》里主治"脚挛急"。后世临床引申为治疗其他部位的挛急性疾病。这类疾病以阵发性、急迫性为特征，因此，本方属于缓急止痛剂。曹颖甫治四嫂，足遇多行走时则肿痛而色紫，始则右足，继乃痛及左足。天寒不可向火，见火则痛剧。故虽甚恶寒，必得耐冷。然天气过冷，则又痛。

眠睡至浃晨，而肿痛止，至夜则痛如故。按历节病足亦肿，但肿常不退，今有时退者，非历节也。惟痛甚时筋挛，先用芍药甘草汤以舒筋。赤白芍各一两，生甘草八钱，二剂愈（《经方实验录》）。这则医案的"四嫂"除了足痛外还有肿和颜色改变，应该属于下肢静脉血栓性疾病，但其表现却以挛急为主。乔保钧治一36岁男子，因情志不遂而阳物易举，挺而坚硬近1个月，舌尖边俱红，苔薄黄、脉弦有力，投生甘草150g，芍药90g，水煎服，5剂症减，8剂而瘥。阴茎的异常勃起与海绵体的过度充血有关，本方可能通过解除血管痉挛改善局部血液循环而取效。当然，大剂量甘草是否对抗雄激素也值得重视。此案可以理解为生殖器的挛急。

上述属于局部的挛急，本方也能缓解全身痉挛。胡天雄用芍药甘草汤治一例全身痉挛，原案如下：彭某，男性，年50余岁。先晚从水库工地劳累回家，是晨稍感不适，旋即仰卧榻上，昏不识人，两目直视，牙关紧闭，手足强直。诊其腹肌板硬，体温正常，脉象缓中带弦，不言不语。问家人以往无类似发作，中西医数人在座，皆不解为何病。时正初春，值境内"流脑"流行，刘老医师认作痉病，按《金匮》法，主用大承气汤；曾君以方药过峻，主勿药以待病变。值余后至，众皆请余示意见。余诊毕曰："此病原因尚未明，但知体温无变化，合以春得弦缓为应时脉，病当无恙；牙关虽紧闭而无龋齿，腹肌虽挛急而非满痛，合参脉证，大承气汤诚嫌过峻，如勿药以待病变，又无以慰病家之心情，请以芍药甘草汤缓解全身之痉挛如何？"众皆首肯，请立方。乃疏：白芍60g，甘草30g，煎汁，撬齿灌之，未几即苏。2剂后，痉挛全平。（《中国百年百名中医临床家丛书·胡天雄》）

本方被活用于肢体无力的痿证。如赵明锐治张某，男，55岁，农民。自觉上下肢无力1年余，每行至1千米以外的路程，即感到两腿酸软无力，不任使用，需坐下来休息数十分钟以后才能行走。两上肢也不能举重物。患病以来曾服过不少滋补药品，如虎潜丸、健步丸之类，毫无效验，且病情日渐加重。患者四肢软弱无力，脉弦而数，但可走近路，荷轻物，其他方面均属正常。给服芍药甘草汤原方（芍药45g，炙甘草30g），前后共20余剂，上下肢不再感到软弱无力，恢复了正常（《经方发挥》）。另外,《朱氏集验方》的去杖汤用药与本方相同，治疗"脚弱无力，行走艰难"。由此可见，芍药甘草汤具有双向治疗的作用，痉挛可治，软弱亦可治。

　　该方中加了川牛膝引药下行，鸡血藤活血通脉，牡蛎可以理解为补钙剂，伸筋草、海风藤祛风寒湿，木瓜缓急止痛除湿，桂枝温经通阳，方药合用，共奏解痉之功。

部分中药的临床常见不良反应

中药是中医治病的武器，有好的辨证，还要有好的中药，除了质量问题以外，其不良反应也要注意使用。大家只知道附子、细辛、川乌、草乌等有毒性，但是不知其不良反应。其实中药也不是没有不良反应的，在临床当中笔者及同行都遇到过常见的几种中药出现不良反应，因此运用的时候要注意一下。

先说一下治疗皮肤病最常见的几味药，白鲜皮，苦参是很常用的，但是剂量太大会引起呕心、腹痛，一般苦参用量在 10g 以下为宜，白鲜皮不要超过15g，且尽量饭后服用。

土荆皮一般作为皮肤科的外用药来使用，也可内服，但是对胃的刺激性太大了，超过 10g，饭前服用，往往会出现恶心，呕吐。因此土荆皮不建议作为汤剂内服。

白薇是清虚热治胃和失眠多梦的药，我曾经用过 2 次，剂量都很小，没有超过 10g，均出现腹痛，呕吐现象，临床当中不建议使用。

鸡矢藤，治脾胃的药，需要因人而异，有些患者用量达到 30g，未见不良反应，但是有的患者才用 15g，就会出现恶心呕吐，无法继续服药。

鸡内金是没有毒性的，但是用量过大的话，会引起灼热反酸，原因是刺激胃酸分泌过多。山楂本来就是酸性的，也会引起胃酸，不宜大量长期服用。

龙胆草、川木通不宜大量运用，均在 10g 以下较为稳妥。泽泻作为渗湿利水药，临床经常用到 50g 甚至更多，没有毒性，但是只适用于短期应用，时间过长会导致肾功能损害。

麻黄作为常用解表药，建议 10g 以下，特别是心脏异常的患者，小心出现意外。

妇科二良方读后体会感悟

一、王维昌老师的天癸汤

任脉调理阴经气血，为"阴脉之海"，有"任主胞胎（子宫和卵巢）"之说；冲脉为"十二经脉之海"，掌女子月经及孕育功。冲任二脉的精血不足常致女性不孕。先生认为本病若以寻常补益气血之品难以起效，须以大剂量调补冲任之品，方可起到令冲任精血充盛之目的。先生曾创制天癸汤，可温补肾阳、调理冲任，有未婚调经、已婚助孕之效。先生以天癸汤医好无数不孕症患者，成为公认的"送子观音"，与先生重用补冲任之品密切相关。所创之"天癸汤"，由一贯煎、二胶汤、七宝美髯汤、赞育丸、二仙汤、五子衍宗丸、润燥安胎丸、定经汤、归肾丸等多个组方构成，具体组成如下。

山茱萸 25g，杞果 30g，覆盆子 30g，淫羊藿 15g，菟丝子 30g，鹿角胶 15g，仙茅 15g，当归 20g，熟地黄 15g，王不留行 25g，巴戟天 25g，阿胶 15g，何首乌 25g，麦冬 15g。

杞果即为枸杞子，为茄科植物宁夏枸杞的成熟果实。味甘，性平，归肝、肾经。功能补肝肾，明目。本品性味甘平而善补，又专于补肝肾，常用于肾虚及冲任精血不足之不孕症，有滋肾精、补冲任作用。先生认为，本品既能补精壮阳，又能滋肾养肝，有"阴兴阳起"的功效，加于天癸汤，可奏补冲任、益精血之效，于肾精不足之女性不孕有较显著的功效。而且先生常用 30～50g，超出平常医生 2 倍，先生认为种子类药物的调补冲任之功很难于 10g、15g 这样小剂量中发挥疗效，以 30～50g 的大剂量入药，方可取其药重力专、调补冲任之功，且可每获良效。

"天癸汤"中所用之覆盆子为蔷薇科植物华东覆盆子的未成熟果实。味甘、酸，性微温。归肝、肾经，功能固精缩尿，益肝肾明目。先生常以其甘温益肾，补冲任精血之功，用治肾阳虚，冲任精血不足所致的不孕症。先生常用 30g 覆盆子入药，与枸杞子共奏调补。

1. 冲任精血之效

菟丝子为旋花科植物菟丝子的成熟种子，也是先生"天癸汤"中较为重要的药。《四百味》云："菟丝甘平，梦遗滑精，腰痛膝冷，添髓壮筋。"菟丝子味甘，性平。有补肝肾、益冲任精血的作用，可治肾虚之阳痿、遗精、滑精，以及冲任虚损所致的不孕症。本品辛以润燥，甘以补虚，为平补肝肾、调养冲任之品，善于补肝肾，固冲任安胎。30～100g 菟丝子是先生习惯应用的剂量，此大剂量为普通医生所不敢用。先生曾说："菟丝子这类柔和的养精血药，用量不大些，怎能取效？"而且先生常常把这三个种子药作为药对使用，称为"三子"，均大量使用，以达峻补冲任之目的，冲任精血充足，天癸按期而至，许多冲任虚损型的不孕症得到治愈。

"天癸汤"重用阿胶补血，《药性歌括四百味》记载："阿胶甘平，止咳脓血，吐血胎崩，虚羸可啜。"阿胶味甘、性平，长于补肝血、滋肾阴，为补血滋阴止血之要药。先生常说阿胶味甘，性平，归肺、肝、肾经，功能补血，止血，滋阴，为补血要药，适用于血虚诸证。其滋养生血之功，有助于冲任精血虚损所致的不孕症患者。先生常用 15～20g 阿胶，以血肉有情之品，峻补冲任精血之本。

由峻补冲任之品组成的"天癸汤"，不但能治疗不孕症，先生还常用其治疗多种临床常见病症。临床之中常见子宫小的患者，先生常把"天癸汤"中的巴戟天、王不留行加量，用至 30～40g，促进子宫发育，常获良效。患者出现阴道干涩之症，先生会进一步加大菟丝子的剂量，从 30g 增至 40～50g，甚至 100g，以刚猛之力取效。若遇黄褐斑患者，先生常加温养营血之紫石英，如《本草便读》记载："温营血而润养，可通奇脉。"而且常用量是 50g，用量之大，超出常人。以如此刚猛之品疗病，只需 1～3 周即可见效，为患者带去福音。(《王维昌妇科学术经验集》)

2. 阅读体会与感悟

初次接触此方是 2019 年在深圳的一次学术研讨会上，会上交流关于现代孕妇胎停的治疗经验，黑龙江的一位同行运用此方治疗胎停，效果很好。当时只是做了笔记，并没有深入的研究，偶然一次买到了王维昌老师的书，才真正明白组方思路，及对应的病因病机。

《素问》记载："女子七岁,肾气盛,齿更发长;二七而天癸至,任脉通,太冲脉盛,月事以时下,故有子;三七,肾气平均,故真牙生而长极;四七,筋骨坚,发长极,身体盛壮;五七,阳明脉衰,面始焦,发始堕;六七,三阳脉衰于上,面皆焦,发始白;七七,任脉虚,太冲脉衰少,天癸竭,地道不通,故形坏而无子也。"

此段经文说的是女性发育生长的过程，以及每个阶段出现的生理变化。其中的太冲脉盛，任脉通就具备了怀孕的条件，故有子。因此王老把临床当中的经验结合理论创立了此方，用来治不孕。

那么，运用此方来治胎停就有了合理的理由。胎停是当下妇科一个很常见的问题，胎儿发育到 20 多天，去医院做产检时发现没有胎心。我有个邻居出现过 3 次此症状，都快有心理阴影了，吓得不敢再怀孕了。那么总结该方可以治：不孕，子宫发育不良，胎停，以及促孕，妇科阴道干涩，性机能退化（可以理解为可以增加孕激素和性激素，那么就可以治女性性冷淡）。

二、王幸福老师的葆青汤

该方为女性更年期出现的自主神经功能紊乱而设，也就是围绝经期综合征。

原文论述：女性围绝经期综合征是指女性在绝经前后，由于性激素含量的减少导致的一系列精神及躯体表现，如自主神经功能紊乱、生殖系统萎缩等；还可能出现一系列生理和心理方面的变化，如焦虑、抑郁和睡眠障碍等。女性围绝经期综合征多见于46—50岁的女性，近年来有发病年龄提早、发病率上升的趋势。关爱女性，关注健康！

平时在临床上经常遇到50岁左右的女性，就诊围绝经期综合征。

主诉：烘热、出汗、心悸、头晕、心烦、易怒，失眠、多梦等症状。经口服药物补充雌激素不见好转，自己服用一些中医药方，疗效也不明显。我早年治疗此症，疗效也不是很理想。有有效的，也有无效的。曾思考了很长一段时间，才找到一个好方子，临床施治，十中八九。

早年在治疗此病时，我一般用二仙汤加减，这是上海已故名老中医张伯臾创制的，曾在全国推广流行，疗效是有的，但临床中常出现时效时不效的情况。

围绝经期综合征，相当于中医学上所说的"女子七七天癸竭"的现象。主要病机为肝肾阴虚，虚阳上亢。一般常用六味地黄丸或知柏地黄丸治疗，亦是有效有不效。反不如二仙汤加减有效的多。我看病一向追求高效，因为此病并不是什么大病、疑难病，我觉得好攻破。考虑此病的病因病机，我还是用老办法，集中有效方剂，重新杂合组成效方。此方法乃唐朝大医孙思邈的做法，我屡用屡效。

言归正传，我把名医们治疗围绝经期综合征用过的几个有效方子，经过临床检验，集中在一起组成一个新方，将其命名为"葆青汤"。

此方一拟出，拿到临床上验证，一试即灵。运用于女性围绝经期综合征的调理，疗效大大提高。治疗此类患者十愈八九，可以说是一个高效方子。

该方集中了二仙汤、二至丸、百合地黄汤、百合知母汤、生脉散、甘麦大枣汤、桂枝龙牡汤等，集调阴阳、滋心阴、平肝阳、缓肝急于一体，功用强大，照顾面广。

验案：患者，女，48 岁，西安北郊胡家庙人。经朋友介绍来诊。人面红黑，略瘦，一见面就滔滔不绝地说起来，最近一段时间，心烦急躁，老是看啥都不顺眼，听啥都不顺耳，没事找事，老是和家人吵架，平时还阵阵烘热，出汗，心慌，失眠多梦，大便干结，月经已半年多未来。舌淡红口干口苦，脉象双关浮滑，左尺沉濡。在一位老中医处服过一段时间中药，没有明显的改善。典型的围绝经期综合征。

处方：淫羊藿 10g，仙茅 6g，巴戟天 10g，肉苁蓉 30g，黄柏 30g，知母 30g，当归 10g，女贞子 15g，墨旱莲 15g，浮小麦 30g，五味子 12g，麦冬 25g，北沙参 30g，牡丹皮 15g，栀子 18g，生龙骨、生牡蛎各 30g、怀牛膝 15g，百合 30g，生地黄 30g，生甘草 10g，大枣 12 枚。7 剂，水煎服，每日 3 次。

一周后二诊：烘热、出汗、心慌、烦躁减轻许多，大便也不干了。效不更方，续服 7 剂，患者基本好转。又服 10 剂，诸症消失，痊愈。（古道瘦马医案）

此证因有心烦易怒故加入牡丹皮、栀子；大便干结故加肉苁蓉，此乃活法。如失眠多梦严重者，还可加入酸枣仁、白薇等。

思考：纵观两位王老师的良方，发现有个共同方，那就是二仙汤！共同的治法是补，均可以治性功能低下。有意思的是，王维昌老师的天癸汤用来治女性早期的症状或病，王幸福老师葆青汤用来治女性晚期的病症。也就是说，一个治二七后的病症，一个治七七左右的病症。最后再说一句，这两个方子不只是女性才可以喝，男性的精子量少，活动度差，用此治疗效果也是不错的。

经方合用治疗癫痫病

主方：柴胡 18g，黄芩 10g，半夏 15g，党参 12g，桂枝 10g，白芍 30g，磁石 30g，龙牡各 30g，陈皮 15g，茯神 30g，竹茹 30g，苍术 10g，香附 10g，胆南星 10g，枳壳 10g，川芎 10g，神曲 10g，全蝎 6g，蜈蚣 2 条，麻黄 3g，羌活 3g。

主要作用：疏肝解郁，化痰开窍，止痉安神。

方解：该方由柴胡桂枝龙牡汤、温胆汤、苍附导痰汤、止痉散组成。

柴胡加龙骨牡蛎汤主治伤寒、往来寒热，胸胁苦满，烦躁，惊狂不安，时有言语，身重，难以转侧。现用于癫痫、神经症、梅尼埃病，以及高血压病等见有胸闷、烦惊为主症者。

温胆汤方药组成包括半夏、竹茹、枳实、陈皮、甘草、茯苓。主治胆郁痰扰证，临床常用于治疗神经症、急慢性胃炎、消化性溃疡、慢性支气管炎、围绝经期综合征、癫痫等属胆郁痰扰者，具有和胃利胆、理气化痰等功效。

苍附导痰汤以化痰开窍为主，兼以行气活血；止痉散就简单了，就是止痉挛，治抽搐。方中出现麻黄，羌活两味药，主要是取其改善微循环作用，小剂量用了效果很明显。

山西五台董大夫用该方治了 7 例癫痫病，7 剂都有效果，半个月后原来服用的药物全部停了，患者精神状态很好。

散偏汤治愈 2 年顽固性偏头痛

主方：散偏汤，出自清代《辨证录》。

组成：白芍五钱（15g）、川芎一两（30g）、郁李仁一钱（3g）、柴胡一钱（3g）、白芥子三钱（9g）、香附二钱（6g）、甘草一钱（3g）、白芷五分（1.5g）。

功效：疏风止痛。

主治：郁气不宣，又加风邪袭于少阳经，半边头风，或痛在右，或痛在左，时轻时重，遇风寒尤甚，舌淡，苔白，脉浮弦。

临床运用：主要用于治疗血管神经性头痛、偏头痛、多囊卵巢综合征等病症。

原文记载：一半边头风，或左或右，大约多痛左，百药罔效。此郁气不宣，又加风邪袭少阳经，致半边头痛。时重时轻，大约顺适轻，遇逆重，遇拂抑事更加风寒，则大痛不能出户。久后眼必缩小，十年后必坏目，急需解郁。解郁，解肝胆气也。风入少阳胆，似宜解胆，然肝胆为表里，治胆必须治肝。况郁先伤肝，后伤胆，肝舒胆亦舒。用散偏汤：白芍五钱，川芎一两，郁李仁、柴胡、甘草一钱，白芥子三钱，香附二钱，白芷五分。一剂即止痛，不必多服。川芎止头痛，然同白芍用，尤生肝气以生肝血，肝血生，胆汁亦生，如是胆无干燥，郁李仁、白芷自上助川芎散头风。况柴胡、香附开郁，白芥子消痰，甘草调和滞气，肝胆尽舒，风于何藏，故头痛顿除。后不可多用者，头痛久，不独肝胆虚，脏腑阴阳尽虚，若单治胆肝舒郁，未免销铄其阴。风虽出于骨髓外，或劳或感风，又入于骨髓中。愈后须补气血，善后策也。

医案：陈某，女，23 岁，山西五台人。

主诉：右侧偏头痛持续发作 2 年，是痉挛性的感觉，伴多梦。中西药物服用后效果不佳，舌淡苔白，脉浮滑。

处方：白芍 30g，川芎 30g，郁李仁 10g，柴胡 10g，白芥子 10g，香附 10g，甘草 10g，白芷 10g，生龙骨、生牡蛎各 30g。7 剂，每日 3 次分服。

二诊：诉服药 1 剂后头痛好转，2 剂后头痛完全消失，多梦减少。7 剂服完后至今未见复发。嘱咐其继续服用 3 剂。每剂药分服 2 日。

2 个月后回访已痊愈，未再复发。

两味成药治腰痛哮喘，长出了新头发

医案：患者，男，75岁，腰痛，气紧咳嗽10余年，徒弟父亲。

家住五台山，比较高冷，建议其服用壮腰健肾丸，小青龙颗粒。患者也听话，各服用1个月，腰痛大有减轻，咳喘基本没有了。今早打电话反馈说：老人脱发20多年了，现在居然长出来黑头发了！吓了一跳！

其实回过头来想，有效必有理由，以方测症，壮腰健肾丸补肝肾，强筋骨，小青龙汤里有麻黄，可改善微循环，桂枝温经通阳，脱发正是因为肝血不足，肾虚，因此也就有治疗脱发的作用。

中医治眼病，效果一样好

医案：马某，46岁，山西晋中人。发病时间2021年8月，就诊时间2021年9月21日。

刻诊：在一次生气后右眼出现视物模糊，轻微憋胀，经眼科医院检查，诊断为黄斑水肿，右眼中央视网膜静脉阻塞。经口服中、西药治疗40余天，不见效果。头晕微胀，口干咽燥，心烦多梦。

检查：右眼视力0.2，左眼1.3，左眼外观无异常，视盘轻度水肿，静脉迂曲怒张，颞下支静脉呈节段状，动脉反光增强，动静脉交叉处驼峰状压陷，黄斑部边缘不清，间有团状渗出，中心凹反光弱，血压150/96mmHg。舌质红苔薄，舌尖有瘀点，脉弦涩。

诊断：右眼视网膜静脉阻塞，黄斑水肿。

辨证：阴虚阳亢，脉络瘀阻。

治则：祛瘀通络，滋阴潜阳。

处方：当归化瘀汤加减。川牛膝12g，生蒲黄9g，赤芍9g，夏枯草15g，墨旱莲9g，菊花9g，当归10g，丹参15g，钩藤10g，五灵脂10g（包煎），茯苓30g，肉桂3g，白术15g，甘草10g，牛蒡子10g，麻黄6g。14剂，水煎服，每日1剂。注意休息，少食动物脂肪。

2021年10月5日二诊：服上药14剂，自觉有效，头晕胀感消除，咽干口燥减轻，视力0.4，原方药不动，再服14剂。

2021 年 10 月 20 日三诊：视力↑升至 0.8，眼底复查视网膜上支静脉复通，视网膜水肿消失，黄斑区边缘仍见有点状渗出，原方去墨旱莲、钩藤，加牡蛎 12g，夜明砂（包煎）9g，又服 10 剂，诸症消失，视力 1.0，停治。

按：视网膜静脉阻塞是由于局部静脉回流障碍而引起视力下降的一种眼底病。本病多发生于血管硬化和患有高血压病、糖尿病的中老年人。形成阻塞的因素很多，有外部压迫和继发性静脉内皮细胞增生，原发性静脉疾病和血流动力学紊乱等原因。本病常单眼发病，双眼发生者比较少见，多数患者发病后视力难以恢复，预后较差，极个别病例因为失治，可以引发继发性青光眼而失明。

中医学对症状较轻，视力下降不严重的称为"视瞻昏渺"，视力下降严重的称为"青盲"。病因病机为肝经瘀滞，玄府闭塞，脉络不通，瘀血停阻；或阴虚阳亢，气血失调；或由心血亏虚，脉络阻滞所致。

本例为肝阳偏亢、阴液不足之证。因血滞为瘀，阻塞脉络，导致眼底出现渗出症状。方中墨旱莲养阴凉血止血；当归尾行气活血；生蒲黄、五灵脂通利血脉，行血消瘀；菊花、钩藤平肝祛风；夏枯草清除肝热，而散郁结，也有降压之功，血行流畅，得以视力恢复。

该患者究其发病原因是生气后出现，中医学中怒伤肝，肝属目，肝阳上亢，脉络瘀阻而导致视力急剧下降。苓桂术甘汤是治疗眼压高的良方，在此用来治黄斑水肿，效果也很理想，牛蒡子是治疗脑部痰核水肿的专药，故脑积液非用不可。

由史欣德老师运用补中益气汤引发的思考

在史欣德老师的公众号看到一篇文章，关于补中益气汤应用指征以及恩师王幸福老师的总结点评：脉证并治，有脉凭脉，无脉凭证。关键在右手脉示，灵活于症状定性。现把史老师的补中益气汤原文分享给大家。

医案一：乏力

大学刚毕业那会，我对脉诊的重视度不够。

有天接诊了一位 50 多岁体型偏胖的女性患者，主诉 1 个多月来，全身没力气，心情很不好，对什么都没有兴趣，总是开心不起来，很压抑。

一看患者抑郁的表情，且为女性，脑子里跳出来的方子就是"逍遥散"，于是开了 7 剂。

1 周后二诊，告知病情没有任何改善。看来方子没有选对。于是仔细体会她的脉，发现右手脉沉细而短，且无力，遂改方"补中益气汤" 7 剂。

三诊时患者非常高兴，说这个方好，人一下子就活过来了，原来连扫把都不愿意拿，现在有力气拖地干家务了。

临床上非常容易把这种内伤脾虚证误诊为肝血不足的抑郁证。有了这次教训，后来误诊的情况就少很多了。

医案二：头晕

第二例是一位 70 多岁的老太太，她因头晕、低血压数月，在医院用了多种中西药，但头晕问题一直不能缓解。头晕并不是天旋地转感，而是晕晕乎乎、昏昏沉沉的感觉。

我一摸脉，发现她右手脉非常细弱，直接开了"补中益气汤"，结果很快症状消失。

之所以记住这位患者，是因为治好了她，患者又带她 8 岁的小孙子来治疗顽固性鼻出血，用了中成药导赤丸 1 周痊愈。

医案三：老年便秘

2016 年 3 月，老父亲 85 岁，突然摔倒，导致右股骨颈骨折，行手术治疗，术后行康复治疗，勉强可以行走，但大便里急后重，想拉但拉不出来，一上午总往厕所跑，反反复复五六次，都解不出来，非常痛苦。

一摸脉，发现双侧脉均浮弦大，重按无力，特别是右手脉，考虑到同时伴有乏力，容易流口水，说明中气大虚，于是用了 1 袋"补中益气丸"。

没有想到，当天服药，第 2 天开始大便每日 1 次，轻轻松松解出来了。

医案四：腰痛

2012 年的某天周末，我自己在家拖地打扫卫生，拖到一半时，突然感觉一股气往腰部方向"呼"地一冲，顿时腰部剧痛，无法直起。

自以为是年纪大了，肝肾亏虚，马上服中成药六味地黄丸，连续服了 2 天症状没有丝毫缓解，知道思路错了。

想到自己平时汗多，易疲劳，脉沉细少力，发病时有气下冲的感觉，明白自己是中气不足，气虚下陷引起的腰痛，与肾无关。当即改用补中益气丸 1 袋，服完半小时不到，腰痛顿失，疗效之快，始料未及。

再次感慨中医的神奇与李东垣的大智慧！

医案五：崩漏

某天，南京的一位40多岁的朋友突然打电话来，说她月经出血淋漓不止已经1个多月了，中西药物用了很多，血就是不止，很苦恼。

我听出她讲话的声音和平时不同，有气无力的，就问：你最近感觉累吗？她说：非常非常累。

于是，我告诉她去买中成药"补中益气丸"，按说明书量服。她一听是"补中益气"，就有点怀疑，反复提醒我需要止血。

我劝了半天，总算同意先服3天看看。结果3天后，她非常高兴地打电话告诉我，出血完全止了。

医案六：痔疮出血

我的一位老患者，男性，50多岁，痔疮复发，疼痛难忍，出血不止。自行服用我之前开的有效方，但是这次无效。

无奈，只能打电话咨询我。问诊中发现他这次发病前有过度劳累的问题，发作同时伴有严重的疲劳感。建议他马上改用"补中益气丸"合"槐角丸"，结果很快解决了问题。

医案七：慢性荨麻疹

大约10年前，门诊来了一位30多岁胖胖的小伙子，看上去肌肉比较松，肚子比较大。困扰他的主要问题是慢性荨麻疹，中西药物用了不少，但是效果不好。

我仔细摸了一下脉，跟他说：吃中成药"补中益气丸"就可以了。

没想到他半天不走，说：我都吃了那么多的药，你连汤药都没给我开，这个药也没有止痒作用，恐怕不行吧。

我就劝他先买 1 盒试试，每天 2 次，每次 1 袋，连吃 5 天，1 周后来复诊。

1 周后复诊时非常高兴地告诉我荨麻疹基本好了。

这位患者的慢性荨麻疹之所以想到用"补中益气"治疗，一是因右手脉虚弱，二是因肌肉松软，脾主肌肉，当脾虚的时候，肌肉就不紧实。

"补中益气汤"所能治疗的病症远不止这些，只要我们把握住这个方的基本作用原理与关键指征，就能举一反三，灵活运用，取得意想不到的佳效。

通过这篇文章，我想起了自己临床当中温清饮的延伸拓展应用，经过了恩师的指点后，现在分享给同道学习。

异病同治之温清饮的运用

温清饮《万病回春》：当归、地黄各 4g，芍药、川芎、黄芩各 3g，黄连、黄柏、山栀各 2g。

温清饮为四物汤与黄连解毒汤之合方，载于明代龚廷贤所著之《万病回春》。有关其立方之记载："妇人之血崩，稍久属虚热者，宜养血清火也。"四物汤为温补养血之剂，黄连解毒汤为清热泻火之剂。因二方相合，具有治疗两者兼证之意，故冠以温清饮之名。

本方除女性血崩病之外，还常用于各种出血，其中最常用者，为慢性顽固之皮肤黏膜疾患，特别是皮肤瘙痒、慢性湿疹、寻常性干癣、掌跖脓疱症、皮炎、荨麻疹、贝切特综合征（眼症）。本方为一贯堂藏方之柴胡清肝汤、龙胆泻肝汤、荆芥连翘汤之基础，森道伯翁企图用此改善一贯堂医学三大体质（脏毒症、瘀血症、解毒症）之一的解毒症体质。

这些处方以清肝、泻肝等表示方名，均用于伴有肝功能之损害，故要考虑本方与肝功能或变态反应性体质之关联性。

温清饮系四物汤与黄连解毒汤之合方，为温补养血兼清热泻火之独特方剂，应用范围广泛。其应用症状，多为皮肤黄褐色，枯燥如涩纸（65%）。用于普通体质之疾患或慢性病程者，伴有肝脏机能损害，或所谓变态反应性体质之皮肤过敏者。

以本方为基础之柴胡清肝散、龙胆泻肝汤、荆芥连翘汤等，据一贯堂经验能改善解毒症体质，有广泛的治疗领域。

本方为四物汤与黄连解毒汤之合方，其各自方意如下。

四物汤：当归甘温，生血、润血，入心与脾；芍药苦平，和血、活血，入肝与脾；川芎辛温，润血、活血，入肝与心；地黄甘温，生血、润血，入心与肾。总括上述，味甘性温，有生血、润燥、活血作用。据《万病回春》之说，因其为肝胆经之温补剂，故能解释增强肝脏功能，改善肝之血流。

黄连解毒汤：黄连苦寒，清湿热、泻火，入肝、心、脾；黄芩苦寒，泻火、除湿，入肺与大肠；黄柏苦寒，清热、去湿，入肾与膀胱；山栀苦寒，泻上中下三焦之郁火，入心包与三焦。总之，其成分皆为味苦性寒，有清凉解热作用，清血中之热，并解遍身之热。另据《万病回春》之说，定为肝胆之清热剂，治热邪所致之肝功能障碍。

黄连镇肝气，治自主神经平衡失调所致之兴奋、心神不安、神经症、与黄芩配合以增强其作用。故黄连解毒汤对上焦火旺，热性神经兴奋有良效。温清饮为四物汤之温补养血与黄连解毒汤之清热泻火相结合。

本方用于皮肤疾患，多加连翘、荆芥各2g，薏苡仁5g；用于改善体质，多加柴胡4g，甘草2g。据《万病回春》记载："崩漏（子宫出血）者，有新久虚实之不同也。初起属实热者，宜黄连解毒汤也，稍久属虚热者，其时应一则温补养血，一则清解火热，此宜温清饮。"

在《万病回春》本方之主治为"治妇人经水不住，或如豆汁，五色相杂，面色萎黄，脐腹刺痛，寒热往来，崩漏不止。"观其主治，除子宫出血外，可用于有各种颜色之带下，贫血，出现恶露质样之黄褐色者。但不只限于子宫癌等恶性肿瘤。

《勿误方函口诀》："此方有温清相合之妙，用于妇人漏下或带下，或男子下血不止者有效验。小栗丰后之室，下血不止已十余年，面色萎黄，腰痛如折，两脚微肿，众医束手无策，余与此方而痊愈。"此例考虑为因子宫肌瘤或息肉或出血性子宫病等所致之出血。

《牛山方考》记载黄连解毒汤："治妇人崩漏之症，血下如涌；身热甚，口渴谵语者，合四物汤，取其煎汁并用棕榈炭有奇效。"又记载："治妇人赤白带下，头面生热疮者合四物汤加白芷、秦艽。"此即温清饮加减方。（《汉方解说》）

上述文章是日本汉方对温清饮的现代应用，笔者在临床当中深有体会，并用于临床，疗效确切。

治疗膝关节积液及跌打水肿血瘀特效方

主方：当归 12g，川芎 10g，赤芍 15g，生地黄 15g，黄芩 10g，黄连 10g，栀子 12g，黄柏 10g，陈皮 10g，土茯苓 60g，防风 6g，川牛膝 15g，木蝴蝶 9g。

医案一：患者杜某，男，76 岁，就诊时间 2020 年 1 月 20 日。

主诉：3 天前夜晚提桶出去倒脏水，当时下雪，不小心滑倒在地，右侧膝盖受力，第 2 天出现膝盖水肿疼痛。患者当时没有在意，觉得休息 1 天就好了，结果到第 4 天时严重了，整个脚都肿了，打电话向我问诊。由于是跌打损伤引起的水肿，也就没有把舌象、脉象作为诊断依据。

处方：当归 15g，川芎 10g，赤芍 15g，熟地黄 15g，黄连 6g，黄芩 9g，栀子 12g，黄柏 10g。3 剂，水煎 3 次分服。

3 天后家属打电话向我反馈治疗效果。说第 1 剂药吃完脚不肿了，第 2 剂吃完小腿不肿了，第 3 剂吃完膝盖水肿消了一大半，询问接下来怎么用药，我回复继续原方服用 4 剂，吃完药联系。4 天后家属反馈患者水肿全部消退，其实第 5 天吃完药后就完全消了。

医案二：患者，男，45 岁，2020 年 10 月的一天夜里，酒后骑摩托车，车辆破旧，灯光不好，自己眼神又很差，被一辆面包车剐蹭后摔倒，面部着地，损伤严重。

第 2 天给我发照片，我一看，脸肿得像猪头，用温清饮治吧！

处方：当归 15g，川芎 10g，赤芍 15g，生地黄 15g，黄连 6g，黄芩 9g，栀子 12g，黄柏 10g。3 剂，水煎 3 次分服。

由于农村买药不方便，他直接买了 5 剂，吃了 4 剂就消了很多，特别有效。

按： 此方为温清饮原方，原方是清代名医龚廷贤《万病回春》里边治疗妇人下血不止，也就是治崩漏的方子。其组方是四物汤和黄连解毒汤的合方。

这个方子的得来，缘于 2019 年 11 月我在参加一次学术交流的时候，一位学员提到了一个理论：四物汤作用于动脉，黄连解毒汤作用于静脉，四逆散作用于神经，我当时觉得这是什么歪理邪说？

当时我没有在意。随后又在一次学术交流的时候，山西省长治市的一位同行讲了一个运用温清饮治疗跌打损伤引起的水肿疼痛病案，效果很好，也是几剂药就痛止肿消，这下引起了我的注意。后开始在临床中试运用温清饮治疗所有四肢表面的水肿疼痛，结果获得显著地疗效。长治市的同行分享病例如下。

冬天，一位 60 多岁的女性患者上茅厕（农村露天的，用石板架起来那种），由于石板上有冰，一不小心把一条腿滑进去了，卡住了大腿部位。回去第 2 天，局部疼痛水肿，第 3 天加重，憋胀严重，当时他就用了温清饮治疗。

由于第 1 次用此方，心里没底，就开了 3 剂药，结果效果出奇的好！3 剂吃完水肿基本消退，随即继续服用 2 剂巩固收功。

受此启发，我除了照猫画虎运用该方治疗跌打损伤后引起的水肿血瘀病症外，还思考是否可以运用于治疗无菌性炎症等引起的水肿和血瘀，如膝关节积液。想法是好的，现实是骨感的。只有实践才能出真知。恰好一位病患来就诊。

医案三：张某，男，66 岁，山西五台县原某厂厂长，就诊时间 2020 年 7 月。

膝关节水肿，家属代诉 1 年前无诱发原因出现右膝关节水肿，疼痛不严重，在太原某省级医院做了抽水术，口服药物等，暂时好转。2～3 个月后膝关节积液又出现了，走路不利，无法下蹲，医院的建议是等积液多了再一次抽水，并告诉患者可能会反复，那就得转院做膝关节置换术。现请我用中医药治疗看看，对此，我当时还有点压力，告诉患者家属给我半个月时间治疗，如果效果不好，也不会耽误患者做手术。患者同意。

处方：当归 12g，川芎 10g，赤芍 15g，生地黄 15g，黄芩 10g，黄连 10g，栀子 12g，黄柏 10g，陈皮 10g，土茯苓 60g，防风 6g，川牛膝 15g，木蝴蝶 9g。10 剂，水煎，日服 3 次。

患者取药服用后再无联系，1 个月后我让徒弟回访，结果家属说早就好了，之后偶然遇见了患者本人，确定是治愈了，且没有反复，最终避免了一场手术。

医案四：本例患者可谓是九死一生，女，26 岁，五台人，就诊时间 2020 年 5 月 20 日。

该患者结核病多年，本来在医院住院的，已经安排好手术时间了，但是因突如其来的疫情没做成，医院要收治新冠患者，让所有患者全部出院。她当时患有左侧胸腔积液，右侧胸腔液性包块，脊柱脓肿，髋关节积液，尿酸高，血沉高。病情非常糟糕，经过治疗后痊愈，后边的病例会详细地给大家分享，这里只说其他症状治好以后血沉快的成功治疗。当时患者血沉 61mm/h，其实单单治疗血沉快我也是第一次，且那段时间温清饮用的是风生水起。当时我觉得既然血沉快那就让它慢点，也就是血得热则行，得寒则凝，解释有点牵强，先开 7 剂温清饮看看效果怎么样。

处方：当归 12g，川芎 10g，赤芍 12g，生地黄 30g，黄连 10g，黄芩 10g，栀子 12g，黄柏 10g，7 剂，水煎服，每日 3 次。

2020 年 5 月 28 日二诊：患者本身没什么感觉，因为当时她除了血沉快外，其他症状已经痊愈，化验检查都是正常范围。那就继续原方原量吃 7 剂吧，吃完后去医院复查一下。

2020 年 6 月 5 日三诊：患者拿着检查结果来了，说是有效果。我看着检验结果对比了一下，效果不错，血沉由原来的 61mm/h 降到了 28mm/h。女性正常血沉是 0～20mm/h，通过 2 周的治疗后已经接近正常。既然有效，原方继续服用。由于患者住得比较远，来一趟不容易，这次开 10 剂药回去慢慢吃，吃完后自行去医院复查结果。

半个月后，患者微信告诉我血沉正常了，是 14mm/h，并询问用不用吃药了。我告诉她暂时不需要了，现在化验全部正常，没有任何问题。患者一番感谢话就不提了，随后送锦旗一面以表谢意。

方中栀子有抗结核作用，其他药清热解毒。一切多余的、外来的邪气，我就认为是广义的"毒"，结核菌也不例外。目前本人运用生四物汤和黄连解毒汤很顺手。

按：通过运用此方，体会到该方消癥肿快，治愈率高，不易反复。也许这就是我们中医学所说的血不利则为水。此方原是由四物汤组成，但是我在临床运用时把熟地黄易生地黄，白芍易赤芍，也就成了生四物汤了，临床运用体会到有消除软组织和黏膜水肿作用。第一例患者用了原方的熟地黄是因为脾胃不好，大便不成形，偶尔拉肚子，因此没有用生地黄。如果不是脾胃虚寒我建议用生地黄效果要好。第三例患者之所以加了药味，是来源于一个验方，剖析开看，川牛膝引血下行，引药下行，牛膝又同膝盖，有点取类比象之运用；土茯苓通利关节利水消肿；陈皮行皮下之水，所有带皮的药都可以利水消肿；至于防风的作用也可以理解为风邪侵入之意；木蝴蝶在此的作用我没理解，咽喉肿痛可以治，关节肿痛也可以？有待各位读者提供其更贴切的作用，当时只是作为验方来运用的。

温清饮加味治愈肛周脓肿医案

医案： 贾某，男，48 岁，就诊时间 2020 年 10 月。

该患者是本人朋友，体型肥胖，嗜烟酒，头面油光，属于湿热型体质，微信看诊，主诉：3 天前出现肛周肿痛，现发展为痛不能坐，老有便意，但又便不出来，肛周累及周围憋胀疼痛，十分痛苦。在当地诊所口服中药 3 剂，结合口服药物消炎，效果不理想，建议他到医院做手术。由于恐惧手术，求保守治疗，拍照显示舌质红，苔黄厚，脉不详。

处方：当归 15g，川芎 10g，赤芍 15g，生地黄 30g，黄芩 10g，黄连 10g，栀子 10g，黄柏 10g，大黄 10g，薤白 15g，皂角刺 15g，薏苡仁 30g，银花 30g，连翘 30g，浙贝 12g，莪术 10g，红藤 20g，牡丹皮 12g，川牛膝 12g。5 剂，水煎服，每日 3 次。

5 天后患者反馈，很开心，据他描述，服药后每天都会感觉到消肿和疼痛减轻，当下基本没有什么不舒服了。我建议他照方抓药再服 3 剂，彻底治愈，以防复发。因患者避免了一场手术，后来赠一面锦旗以示感谢。

按： 肛周脓肿，属于中医学的肛痈，病因为湿热下注，肠道热毒壅结于粪门而成，治则以清热解毒，活血散结，排毒透脓为主。临床用方也有多个，如仙方活命饮、黄连解毒汤、青蒿鳖甲汤、三妙丸等，笔者运用温清饮是用药习惯，消肿散结效果较为理想，配以金银花、连翘增强清热解毒，皂角刺、薏苡仁透脓排毒，莪术、牡丹皮、红藤凉血消肿散结，大黄通便、活血、推陈出新、打扫肠道污垢，川牛膝引药下行，直达病位。诸药结合，功大力强，效如桴鼓。

温清饮应用于皮肤病效果也是不错的，如激素脸，湿疹，牛皮癣，掌跖脓疱病等，但见皮损发红、发热，均可用。

无独有偶，类似于异病同治的治法方药还有不少，不仅仅是前面的两个方子思路，比如摘录的毛德西老师的小柴胡汤用法，我拜读了以后觉得很值得大家学习，特别是用药思路，受益匪浅，整篇展示供大家参考学习，原文如下。

小柴胡汤是《伤寒论》中较为常用的经方之一。常用于消化与呼吸系统疾病，以及妇、儿、五官等科病症。由于小柴胡汤独有"和解"的功能，故历代医家对其颇多重视，有的经方医家所用处方有一半都是小柴胡汤类方。结合自己50年之临床体验，我总结出小柴胡汤应用指征为时发寒热，胸胁痞满，纳呆呕逆，月经失调，病发无序，苔白脉弦。

具体症状为容易感冒（女性经期感冒尤宜），时发低热，或胸胁痞满，两胁胀痛，或食欲减退，干呕恶心，或月经周期失序，或经量时多时少，或所患之病时有发作，难以捉摸，或病虽不重，但常年缠绵不愈，舌苔薄白，脉象弦细或弦滑等。

这些症状常见于上呼吸道感染、慢性胃炎、慢性食管炎、慢性胆囊炎、慢性肝炎、过敏性鼻炎、口腔溃疡、神经性耳聋（耳鸣）、神经症（头痛、头晕）、自主神经功能紊乱、围绝经期综合征及亚健康状态等。

小柴胡汤的作用机制：和解表里以平衡营卫，疏散胆热以顺和胃气，攻补兼施以扶正祛邪，寒热并用以除痞滞。药虽7味，总以柴胡为主药；以黄芩、半夏为臣药（在具体应用时，热势重者，以黄芩为臣药；寒气重者，以半夏为臣药）；人参、大枣为佐药，以扶助正气；甘草、生姜为使药，以调和诸药。

现将本人应用小柴胡汤的经验总结如下，供同道参考。

（1）小柴胡汤加藿香三味：藿香三味即藿香10g，佩兰10g，砂仁（后下）6g。此三味有醒脾开胃、化湿和中之功效，合用之，主治胆胃不和，湿浊不化，症见脘腹痞满，饮食不馨，口淡乏味，舌苔黏腻。慢性胃炎、慢性胆囊炎等，多见此证。藿香三味以后下为宜。

（2）小柴胡汤合葶苈大枣泻肺汤：葶苈大枣泻肺汤见于《金匮要略·肺痿肺痈咳嗽上气病脉证并治》，主治"喘不得卧"之肺痈，具有泻肺利水之效，方取炒葶苈子10～15g，大枣（擘）10枚。两方合用，对控制呼吸道炎症，如结核性胸腔积液、肺部感染等，起效迅速，若加入半枝莲15g，鱼腥草30g，效果更好。

（3）小柴胡汤加玉屏风散：玉屏风散见于《世医得效方》，由黄芪30g，防风10g，白术15g三味组成，主治风邪久留不散，以及卫虚自汗不止，是常用的固表止汗、预防感冒的良药。与小柴胡汤合用，增强了护卫御风的能力，对有慢性肝炎、慢性胆囊炎、慢性胰腺炎等疾病且常患感冒者，具有预防与治疗的双重作用。

（4）小柴胡汤加四物汤即柴胡四物汤：见于刘河间《素问病机气宜保命集》，由小柴胡汤与四物汤合成，取生地黄10g，白芍10g，川芎6g，当归10g。原方主治月经期感冒，特别是虚劳日久、时发寒热女性之月经期感冒，又可用于治疗"热入血室"证。经期服用可除寒热，亦不会留滞经血，影响月经运行。

（5）小柴胡汤加止痒三味：止痒三味为地肤子15g，白鲜皮15g，蛇床子15g，具有祛风燥湿、解毒止痒的功效。与小柴胡汤合用，对某些"发作有时"的皮肤瘙痒，如荨麻疹、风疹及过敏性皮炎等，具有和解表里、调和营卫、祛风胜湿、快速止痒的作用。

（6）小柴胡汤加苓桂术甘汤：苓桂术甘汤为健脾除湿之主方，取茯苓12g，白术6g，桂枝9g，生、炙甘草各6g。两方相合，具有和解表里、健脾渗湿的功效。凡患慢性胆囊炎、慢性胃炎及女性白带较多者，可以考虑选用此类方治疗。白带多者，要加入生薏苡仁、黄柏、败酱草等，以增强健脾祛湿的作用。

（7）小柴胡汤加二仙汤：二仙汤组成为知母 10g，黄柏 6g，当归 10g，巴戟天 10g，仙茅 10g，淫羊藿（仙灵脾）10g，主治女子围绝经期综合征之阴阳失调、阴虚火旺证。两方合用，具有清解血热、调节营卫、解郁安神的作用，可治疗女子在围绝经期患月经先期，时时眩晕，经期伴有低热者。

（8）小柴胡汤加五苓散：俗名"柴苓汤"，出自清代《沈氏尊生书》，由小柴胡汤与五苓散（茯苓 9g，猪苓 9g，泽泻 15g，白术 9g，桂枝 6g）组成。原方主治阳明经疟疾，后世医家用于普通感冒之小便不利、寒热往来等症。用于小儿急性肾小球肾炎之水肿，亦有良好效果。如果加入玉米须、白茅根，效果更好。

（9）小柴胡汤加四消饮：四消饮为民间验方，由神曲 10g，山楂 10g，麦芽 15g，鸡内金 15g 组成，加入小柴胡汤中，增强了消食化痰的作用，是治疗小儿伤风感冒夹食夹痰证之良方。中岳名医耿鉴斋先生曾指出小儿痰饮多由伤食而致，消食是治疗小儿咳痰之大法。此后，余每遇小儿伤风夹食、夹痰证，即用小柴胡汤合四消饮，多获良效。

（10）小柴胡汤加桂枝汤：此即《伤寒论》之柴胡桂枝汤。小柴胡汤和解少阳之邪，桂枝汤解除肌表之邪。正如明代卢之颐所说："小柴胡复桂枝汤各半，凭枢叶开，并力回旋，外入者内出，上下者下上矣。"此方除常用于感冒之寒热外，还用于小儿癫痫、小儿多动症。

（11）小柴胡汤加升陷汤：升陷汤出自张锡纯《医学衷中参西录》，方由黄芪 15g，知母 10g，柴胡 6g，升麻 6g，桔梗 10g 组成，主治气短不足以息之大气下陷证，常见于大病之后，元气未复，或素体虚弱，尤以肺脾之气虚候为主者。与小柴胡汤配伍，对于患有慢性消化系统疾病者，如慢性胃炎、慢性胆囊炎、慢性肝炎、慢性肠炎及慢性支气管炎、肺气肿等，具有升清降浊、恢复元气、理顺气机之功效。

(12) 小柴胡汤加二神丸：二神丸，即补骨脂10g，肉豆蔻10g，出自《普济本事方》，主治脾肾虚寒之食后腹泻或五更泻，临床上常常用于慢性腹泻，中焦有肝胆瘀滞证，表现为胁肋胀满，纳呆欲呕，腹痛隐隐等，必见舌苔滑腻，脉象弦细。

(13) 小柴胡汤加小建中汤：小建中汤出自《伤寒论》，由白芍18g，桂枝9g，炙甘草6g，生姜10g，大枣4枚（擘）、饴糖30g组成，主治虚劳腹痛。小建中汤与小柴胡汤合用，适于肝胃不和、虚劳里急、腹部隐隐作痛者，如慢性胃炎、消化性溃疡，有明显气滞、寒凝者。有血亏之象者，可加入阿胶粉冲服。

(14) 小柴胡汤加良附丸：良附丸由高良姜、香附二味（各等分）组成，出自《良方集腋》，主治胃脘痛，气滞者加倍香附，寒凝者加倍高良姜。小柴胡汤与之合用，对于肝郁气滞、寒凝胃腑之肝胃不和，表现为脘腹疼痛，胁肋胀满，喜温喜按，或痛经者，有疏肝和胃、散寒解郁之效。

(15) 小柴胡汤加三金汤：三金汤即郁金10g，金钱草10～30g，川楝子（金铃子）10g。三金汤为中医临床家常用的清肝利胆止痛剂，加入小柴胡汤中，主要用于胆囊炎、胆结石等疾病。而慢性胃炎、消化性溃疡属于虚寒证者，不宜用此组合方。

(16) 小柴胡汤加丹参饮：丹参饮（丹参30g，檀香5g，砂仁5g）出自陈修园《医学三字经》，主治心腹诸痛，即临床上常见的心胃并痛者（胃心综合征）。两方合用，具有行气解郁、化瘀止痛之效，常用于患有冠心病合并慢性胃炎或慢性胆囊炎者，表现为胸脘隐隐作痛，食欲不振，呃逆，心下痞满。

(17) 小柴胡汤加消瘰丸：消瘰丸出自《医学心悟》，由玄参、贝母、生牡蛎等量制成，具有软坚散结、清火解毒之效。而瘰病又多生于少阳经，故取小柴胡汤合消瘰丸，消散少阳之热结，软化少阳之痰核，若加夏枯草一味，清火散结作用更为突出。

(18) 小柴胡汤加三白散：三白散即白附子6g，白僵蚕10g，白芷10g。三白散具有搜络风、通络脉、止痉挛的功效。与小柴胡汤配伍，具有搜风通络、和解营卫、防止病邪深入的作用，用于面神经麻痹初期，面肌痉挛或拘急，或如蚁行，时发时止，或时重时轻。

（19）小柴胡汤加当归芍药散即柴归汤：当归芍药散由当归9g，芍药15g，茯苓6g，白术6g，泽泻18g，川芎18g组成，具有和解营卫、养血祛湿、清热养颜的作用。主要用于女性围绝经期月经量少，皮肤干燥，头发脱落，面色黄褐，精神疲惫，性冷淡，或用于女性慢性自身免疫性甲状腺炎（桥本甲状腺炎）等，可以说是女性围绝经期的保健方药。

（20）小柴胡汤加黄连温胆汤即柴胡温胆汤：黄连温胆汤（黄连9g，半夏9g，陈皮9g，茯苓12g，生甘草9g，生姜6g，枳实9g）具有清热和胃、降逆止呕、除烦安神之效。小柴胡汤与之合用，可以使肝胆舒利、脾胃安和、神志安宁。用于肝胆不舒、湿热内扰之证，如慢性肝炎、慢性胆囊炎、慢性胃炎、围绝经期综合征及抑郁症，随证加减，可以收到比较满意的效果。（毛德西）

下边再分享一篇异病同治的经方，是周佩军老师的《荆防败毒散疗效纪实》，原文如下。

荆防败毒散出自《摄生众妙方》，主治外感风寒湿邪以及时疫、疟疾、疮疡具有风寒湿表证者。余随家父临证十年来，深感本方对于体质虚弱，尤以气虚明显，凡症见憎寒壮热、无汗、头项强痛，肢体酸痛，胸膈痞满，鼻塞身重，咳嗽有痰，舌苔白腻，脉浮重按少力者必效。由是将推用本方治愈诸疾心得纪实如下。

医案一：感冒。刘某，男，25岁，泥工，住本县城关镇胜利街。患者于1988年9月上旬，因脱衣劳动后受凉，且又吃狗肉两餐，之后自觉连日身冷，相继憎寒壮热，无汗，头项强痛，肢体酸痛，胸膈痞满，但口不渴，二便正常，自疑乃误食狂犬肉而来就诊。

查体：体温40.3℃，心率每分钟96次，血压105/75mmHg，痛苦病容，面色少华，面上粟起，察舌苔薄白、舌质淡红、脉浮少力。诊断：气虚、风寒型感冒。

处方：荆防败毒散加党参10g，3剂，水煎服，日服半剂，药尽病除。

按：本例患者疑病为食狂犬肉所致，加之感受风寒湿邪，又且气虚，仿《医宗金鉴》用荆防败毒散治狂犬病之意，并加党参以托毒解表而使病愈。

医案二：痢疾。林某，男，45岁，农民，住本县花果乡。于1988年6月因过食生冷，复感时邪，而致腹痛下痢，赤白相杂，白多赤少，里急后重，每昼夜20余次，兼见恶寒发热，头身尽痛而来就诊。

查大便常规：黏液脓血便，红细胞（＋＋），脓细胞0～3个。

当时，余忽视外感一面，纯投"洁古芍药汤"加秦皮、翻白草2剂。次日复诊，虽下痢减轻，但恶寒发热、头身痛反增，此时方悟表里同病，当先解表兼除里滞，于是改投荆防败毒散加广木香、槟榔。2剂后，患者微微汗出，外证悉除，再服1剂，下痢亦止。

按：此遵前贤喻嘉言治时疫并下痢而有表证者经验，认为邪从表而陷里，用荆防败毒散，乃使病邪由里出表，即所谓"逆流挽舟"之法是也。

医案三：疟疾。彭某，男，38岁，本县金光山乡人。于1985年10月患疟疾，症见恶寒发热，头身痛，无汗，胸痞呕恶，每于上午10时许发作，已连续3天。察舌苔白腻、舌质淡红，诊脉浮弦，触肝脾稍微肿大，询口不渴，二便正常。诊断：疟疾。处方：荆防败毒散加草果仁、槟榔、黄芩，3剂，水煎服，每日半剂，发疟前4小时服1剂，并同时用青蒿、肉桂等分碾末纳鼻而愈。

随访未再复发。

按： 此症因感表邪而发，故用荆防败毒散加草果仁、槟榔、黄芩内服，外用青蒿、肉桂末纳鼻以杀灭疟原虫，因而邪去正安疟止。

此例患者系余回乡探亲所医，因限于乡医院条件，未做过血检，不能凭发现疟原虫作为诊断依据，而是以其疟状及肝脾肿大作为诊断依据。另方中外纳青蒿是取其入肝胆抗疟。据现代药理研究，青蒿含挥发油、生物碱、维生素 A 等，其提取物青蒿的乙醇浸膏治疗疟疾（包括恶性疟），有控制发热和控制疟原虫发育的双重作用，疗效可靠。当然本方中还可加青蒿。至于用蒿、桂为末纳鼻或敷手太渊、神门两穴处（男左女右），是家父之经验。

医案四： 腮腺炎。徐某，男，5 岁，住本县城关镇文艺巷。于 1988 年 3 月 16 日上午 6 时起病。初现畏寒发热，头痛轻咳，左腮肿痛，咀嚼不便，继之右侧腮部漫肿，灼热疼痛，边缘不清，咽微充血，高热，纳差，呕吐，口渴不多饮，精神倦怠，大便微结，小便色赤，但未并发睾丸炎，察舌苔薄腻微黄，脉浮紧数。因患儿拒做实验室任何检查，余拟外用青黛频搽患部，内服荆防败毒散加金银花、连翘、板蓝根、夏枯草，2 剂，嘱每剂 3 煎，日服 1 剂。2 日后复诊，双侧腮肿、灼热、疼痛减半，高热、呕吐、咳嗽近平，纳食转佳。再拟原方减荆，防、羌、独用量一半，2 剂后痊愈。相继其兄又患本病，余亦用同法 4 剂治愈。

按： 本病系感染腮腺炎病毒所致，冬春两季多见，散发为主，亦可引起流行，故现代医学称之为"流行性腮腺炎"。中医学认为是外感时邪，风温病毒所致。病名"伤寒发颐""疟腮"，俗称"抱耳风"。其病理机制是病邪从口鼻而入，壅阻少阳经脉，郁而不散，结于腮部所致。常可并发睾丸肿痛。若温毒炽盛，窜入营分，陷入心包，则可发生痉厥昏迷。

前贤认为本病由"伤寒汗下不彻，邪结耳下肿硬"，故《医宗金鉴》及《伤寒全生集》均治以连翘败毒散，虽组方药物略有出入，但主药皆同。故凡本病因感表邪所致者，余总以荆防败毒散加金银花、连翘、板蓝根治之，经治 200 余例，每收良效。

医案五: 蜂毒螫伤。老媪，住本县金光山乡。1983 年因入山砍柴，被黄蜂螫头面多处，当时头面即肿，痛苦不堪，次日晨起连眼睑亦肿得不能开合，遂邀余往诊。方拟荆防败毒散加蝉蜕、薄荷，2 剂，药后肿痛减半，再进 1 剂，诸症悉除。

按: 头面外露，易被蜂、毒液、粉毛浸入肌肤，致头面肌肤灼热肿痛，而服荆防败毒散加蝉蜕、薄荷，功能疏风散热，宣毒解表，是故取效。

医案六: 荨麻疹。胡某，男，5 岁，住县印刷厂。今年 7 月下旬，因气候反常突发风雨，致早起便头身酸楚，畏寒发热，微咳，颜面胸腹，四肢皮肤风疹块满布，瘙痒甚剧，即由其父带来就诊。查体：体温 39.4℃，心率每分钟 88 次，察面色少华，舌质淡红，苔薄白，按脉浮紧，咽及扁桃体不充血，口不渴，二便如常。诊断为荨麻疹（阳虚型）。

治拟荆防败毒散加蝉蜕、薄荷各 3g，升麻 3g，2 剂，嘱日服半剂。次日下午复诊，胸腹四肢风疹全消，他症悉除，唯颜面印堂（即眉心）皮疹尚现，故拟原方再加党参 6g，1 剂痊愈。

按: 荨麻疹俗称风疹，凡阳气虚弱之人，容易感风寒湿之邪，邪郁肌表，欲求发泄而不达，故而身痒起风疹，状如雪片，红白相兼。凡此型风疹，余治近 500 例，均投本方 3～5 剂告愈。

医案七: 急性乳腺炎。李某，女，24 岁，住本县伍家洲乡。1988 年 4 月就诊。因产后体虚，风冷莫耐，感受时邪，致发热恶寒，头痛身痛，继而双乳红肿坚硬，并溃烂数处，流脓不止而来就诊。查体：体温 40.8℃，心率每分钟 96 次，血压

75/50mmHg，表情痛苦不堪，面色苍白，唇红舌淡。诊断：急性化脓性乳腺炎。以荆防败毒散加党参10g，金银花15g，蒲公英30g。嘱日服1剂半。次日复诊，恶寒发热、头身痛诸症悉除，双乳变软，肿势减半，流脓减少，再拟上方略减荆、防、羌、独，增补生黄芪20g，党参加至20g，继进3剂而愈。

按： 妇人产后，气血亏虚，加之婴儿哺乳卫生不慎，又感风寒外邪，常导致本病发生。当此病邪在表阶段，可投荆防败毒散或酌加蒲公英、金银花之类3～4剂。余经治百余例，均获痊愈。

医案八： 胸锁乳突肌炎。符某，男，56岁，本县修山乡村民。去年12月6日，因右头前肿痛3日，伴头项强直而求诊。查体：体温38.1℃，心率每分钟78次，血压110/60mmHg。面色欠泽，舌苔白滑、舌质淡红，二便正常，右胸锁乳突肌肿硬如掌大，皮色不红，轻微灼热，口不渴。诊断为胸锁乳突肌炎。治拟荆防败毒散加蒲公英30g，白芷10g，片姜黄10g，3剂，嘱日服半剂，每剂2煎。第3日复诊，肿痛减半，头项转舒，续上方3剂痊愈。

按： 本病亦属外感风寒湿邪郁于肌表，故用本方略予加味即告治愈。去冬连续有牛潭河乡胡某等2人均患此病，皆用本方获效。

医案九： 颌下淋巴结肿。胡某，女，2岁，患颌下淋巴结肿，大如鸡蛋，且局部皮肤微红，触之灼热，但不甚痛。曾采用抗生素治疗，肌注青霉素，内服四环素等6日不效，而由其外婆抱来就诊。查体温、脉搏正常。方拟荆防败毒散加白芷2剂，嘱日服1剂，每剂2煎。2日后复诊，肿消过半，续原方3剂而愈。

按： 本例因感受风寒之邪郁于体表为患，故治疗未用"仙方活命饮"等方，而用荆防败毒散加白芷收效。

医案十： 股四头肌炎。贾某，男，15岁，县一中学生。1988年11月7日起右大腿突然肿硬疼痛1月，伴微恶寒而来院求诊。查体：体温36.3℃，心率每分钟64次，血压100/60mmHg，面色不泽，面肌粟起，口唇及舌质淡红、舌苔薄白，右大腿股四头肌可触及肿块约10cm×8cm，皮色不红，触之无波动感，形寒。余初拟仙方活命饮内服，如意金黄散外敷未效。后改投荆防毒散加白芷10g，细辛3g。3剂，日服半剂，并停外敷药。药尽病除。

按：本例患者病起于入冬之后，衣着单薄，每日往返于学校，常为风寒之邪所袭，致邪壅肌腠，气血运行失畅而为患。初投仙方活命饮乃阴阳未分，寒热表里未辨而罔效，改投荆防败毒散加味，药中病机，故而奏效。

医案十一：蜂窝组织炎。刘某，男，52岁，住本县牛潭河乡。1988年9月上旬因颈后及背部患蜂窝组织炎而求诊。查：头项活动受限，头后风池穴下起至背部皮肤呈多片红肿，并呈现蜂窝样溃疡面10多处，始已流脓，但从舌苔、脉象、二便来看仍属表证。故治拟用荆防败毒散消肿止痛，加金银花、连翘、升麻、白芷、蒲公英、地丁托毒排脓，先后服11剂，局部外敷"桃花散"1次，病愈。

按：本病初起亦属外感邪毒壅滞肌表为患，在表阶段服此方可以消散。但如呈现舌苔黄腻，大便结者则需用"承气汤"类合黄连解毒汤加蒲公英、地丁、金银花、连翘等。

温经汤验案四则

汤头歌诀：温经芎芍草归人，胶桂牡丹皮二两均，半夏半升麦倍用，姜萸三两对君陈。

医案一：手足发热

师某，女，54岁，2021年6月9日就诊。手足发热口渴5年余，患者平素手心足心发热，身困乏力，尤其每至傍晚及夜里手心发热严重不能入睡，次日早起眼屎多，甚是痛苦，少腹凉，腿软，白天瞌睡，大便干，2～3日1行。糖尿病10余年，脉沉弦略细，舌质淡红苔白。

处方：柴胡桂枝干姜合人参白虎汤加减。人参15g，柴胡45g，黄芩15g，桂枝15g，干姜10g，天花粉20g，生牡蛎10g，甘草20g，黄附片15g，生石膏90g，生地黄30g。7剂，水煎服（去滓再煎）。

2021年6月16日二诊：喝药3日疗效满意，口不渴手足心发热也减轻，后4日见效不大。脉弦细，舌质淡红苔薄白，手足发热，乏力，腿软，少腹凉便秘。询问病史，现有2个孩子，年轻时流产3次。

处方：党参10g，吴茱萸15g，当归10g，川芎10g，桂枝10g，白芍20g，牡丹皮10g，干姜10g，半夏15g，麦冬30g，甘草15g，阿胶10g，大枣15g，黄芩15g，黄连10g。7剂，水煎服。

2021年6月24日三诊：手足发热明显减轻，少腹不感到凉，眼屎基本没有，大便通畅，白天也有精神了，脉弦细舌质淡红苔薄白。效不更方，又开7剂巩固治疗。

按：首诊看患者似柴胡桂枝干姜汤证，"伤寒五六日，已发汗而复下之，胸胁满微结，小便不利，渴而不呕，但头汗出，往来寒热，心烦者，此为未解也，柴胡桂枝干姜汤主之。"也有白虎加人参汤证"伤寒，无大热，口燥渴，心烦，背微恶寒者，白虎加人参汤主之。"少腹凉加附子，但效果不佳。二诊仔细询问，有流产史，符合温经汤方证。"问曰：妇人年五十所，病下利数十日不止，暮即发热，少腹里急，腹满，手掌烦热，唇口干燥，何也？师曰：此病属带下。何以故？曾经半产，瘀血在少腹不去，何以知之？其证唇口干燥，故知之。当以温经汤主之。""虚劳里急，悸，衄，腹中痛，梦失精，四肢酸疼，手足烦热，咽干口燥，小建中汤主之。"手掌烦热，少腹里急，口唇干燥（口渴）曾经半产（流产三次）。白芍倍桂枝有小建中汤之意，吴茱萸味苦辣，用大枣15枚既健脾口感又好。合半夏泻心汤增加清上暖下作用。

医案二：多囊卵巢

陈某，女，27岁，郑州市金水区人，2021年5月30日就诊。婚后3年不孕，近半年来月经量少错后，曾到市级医院检查，诊断为多囊卵巢综合征。形体肥胖，平素少腹凉，口干渴，脉沉细，舌质淡红苔白腻舌底有瘀络。末次月经5月28日—6月4日，量可。

处方：温经汤合当归芍药散加减。党参20g，吴茱萸15g，当归10g，川芎10g，桂枝10g，白芍20g，牡丹皮10g，干姜10g，半夏15g，麦冬30g，甘草10g，白术15g，茯苓10g，泽泻30g，大枣15个。14剂，水煎服。

药后打电话，已怀孕。

按：少腹凉，口干渴，温经汤证。形体肥胖，苔白腻，说明湿气重；月经错后，说明血虚而寒滞；合当归芍药散增强温通除湿的作用。温经散寒，通滞调经，健脾化痰，利水通经，阴阳和谐，自然怀孕。

医案三：黄褐斑

赵某，女，38岁，就诊时间2021年5月29日。白带多，略黄，面色㿠白，有黄褐斑，头晕乏力，平素少腹冰凉，容易上火，夜眠差，以上症状有1年余，末次月经5月30日—6月4日，日量可，来时少腹凉严重，有少量血块。

处方：党参15g，吴茱萸20g，当归10g，川芎10g，桂枝10g，白芍20g，牡丹皮10g，干姜10g，半夏15g，麦冬30g，甘草10g，阿胶9g，黄连10g，黄芩15g，大枣15枚。7剂，水煎服。

6月15日二诊：白带有所减轻，头晕乏力基本消失，晚上睡觉能达到6～7个小时，仍感觉少腹凉，舌质淡红苔白滑边不齐，脉弦细。

处方：党参15g，吴茱萸20g，川芎10g，当归10g，桂枝15g，白芍30g，牡丹皮10g，干姜10g，半夏15g，麦冬30g，炙甘草10g，白术15g，茯苓10g，泽泻15g，大枣15枚。7剂，水煎服。

6月23日三诊：黄褐斑明显减轻，色泽淡了不少，面色略红润，少腹部不感觉凉，有精神，临近月经，调方治疗，舌质淡红苔薄白，脉弦细。

处方：党参10g，吴茱萸15g，川芎10g，当归10g，桂枝10g，白芍10g，牡丹皮10g，干姜10g，半夏15g，麦冬30g，炙甘草10g，白术15g，莪术15g，益母草20g，大枣15枚。水煎服。

医案四：温经汤合黄连阿胶汤治疗宫寒失眠证

赵某，女，38岁，就诊时间2021年5月12日。患者面色㿠白，手足烦热，夜卧不宁（每天只能睡3～4个小时）有3～4年了，平时容易上火，精神萎靡不振，月经提前7天左右，经期少腹凉痛。舌质淡红苔薄白，脉弦细。

处方：温经汤合黄连阿胶鸡子黄汤。党参20g，吴茱萸15g，当归15g，川芎10g，桂枝15g，白芍30g，牡丹皮10g，干姜10g，半夏20g，麦冬20g，炙甘草10g，阿胶9g，黄芩15g，黄连10g，大枣（擘）15枚。

分析：面色㿠白，手足烦热，少腹凉符合温经汤证。"少阴病。得之二三日以上。心中烦。不得卧。黄连阿胶汤主之。"手足烦热是指手足热而心中烦躁，精神萎靡不振，属于少阴病的但欲寐，平时容易上火是少阴虚火上亢的表现，故用黄连阿胶汤。上方连续服用7剂后，晚上能睡7～8个小时，白天精神了许多，没有上火，少腹部也不觉得凉了。最称奇的是5月20日患者说怀孕了。温经汤临床运用20多年，以前有时效佳有时无效，有的患者反映药苦难以下咽，也有的患者服药后上火或腹泻严重。怎样才能把握好温经汤证呢？首先只要是宫寒明显，吴茱萸一定按原方比例三两，别的药是二两，其次半夏和麦冬的比例是1：2。温经汤里没有大枣，而加大枣（擘）通常15～25枚，既能健脾补气生津又能改善吴茱萸、干姜的苦辣味。容易上火合黄芩、黄连，容易腹泻加健脾利湿药。另外，温经汤在治疗经期伴随腹泻者加炒白术、炒山药；漏下者阿胶量加大；无漏下者去阿胶；漏下色淡不止者加艾叶、炮姜温经止血；伴腰痛者加菟丝子、川断、桑寄生。此方治疗宫寒不孕效果很好。（张宏跃）

此方思路及用方暂且不做论述，有效就是有理，我在这里想提醒大家的是吴茱萸不建议大量用，有毒副作用，建议用6～9g为宜。

激素脸主方：当归12g，川芎10g，赤芍15g，生地黄30g，黄芩10g，黄连10g，栀子12g，黄柏10g，桑白皮15g，地骨皮15g，银柴胡12g，甘草30g，乌梅10g，防风10g，五味子10g，徐长卿15g，白芍15g，阿胶6g，牡丹皮10g，水牛角30g，土茯苓60g，紫草15g。

加减：有渗出液加薏苡仁30g。

主治：激素脸。

症见：皮肤瘙痒，发红发干，紧绷感，脱皮，甚则滋水淋漓等。

养营疏风汤合黄连解毒汤在皮肤病中的应用

养营疏风汤是内蒙古儿科名医李凤林老师的自拟方，我在其基础上加了黄连解毒汤。

养营疏风汤命名在于扶正祛邪之治则。养营有补血、养阴、扶正之意，疏风有散风、宣肺、活血化瘀祛邪之意。本方适用于营血亏虚，风湿热邪郁阻于肺之诸症，故采用养营疏风法。

养营疏风汤是由四物汤合泻白散加麻黄、白鲜皮、蝉蜕、艾叶、红花等组成。

当归补血调经，活血止痛，润肠通便。据药理研究：对子宫有兴奋和抑制作用，对维生素 E 缺乏症有一定的疗效。据抗菌试验：对痢疾杆菌、伤寒杆菌、大肠杆菌、白喉杆菌、溶血性链球菌等均有一定的抑制作用。

川芎活血行气，祛风止痛。据药理研究：少量对大脑有抑制作用，对心脏微呈麻痹作用，直接扩张周围血管，大量使用能降低血压；少量能刺激子宫的平滑肌使之收缩，大量则反使子宫麻痹而收缩停止。

熟地黄补血滋阴。据药理研究：有降低血糖的作用。

白芍平肝止痛，养血和阴。据抗菌试验：对痢疾杆菌、伤寒杆菌、大肠杆菌、绿脓杆菌、葡萄球菌、溶血性链球菌、肺炎双球菌、百日咳杆菌等有较强的抗菌作用。据药理研究：对胃肠平滑肌有不同程度的松弛作用，故有缓痉挛止痛作用。

桑白皮止咳平喘，利水消肿。据药理研究：有降低血压作用，并有显著的利尿作用。地骨皮清肺止咳退虚热。据药理研究：其解热作用，降压作用是直接扩张血管所致，并能降低血糖。

白鲜皮清热解毒，祛风除湿。据抗菌试验：对皮肤真菌有抑制作用。

艾叶温经止痛，调经安胎，散寒除湿。麻黄发汗散寒，宣肺平喘，利水消肿。据药理研究：能舒张支气管平滑肌，故有平喘作用。使血压上升，有发汗作用，有明显的利尿作用。据抗菌试验：对流感病毒有抑制作用。

红花活血通经、祛瘀止痛。据药理研究：有兴奋子宫、肠管、血管和支气管平滑肌，使其加强收缩的作用，大剂量则抑制。

甘草补脾益气，清热解毒，润肺止咳，调和诸药性，缓急止痛。据药理研究：有解毒作用，有明显的抗利尿作用，又有肾上腺皮质激素样作用，有镇咳作用。

粳米养阴润肺，通行肺气。

总之，全方有养阴补血，疏风祛湿，活血化瘀，发汗散寒，利水消肿之效，以及抑制细菌、病毒，镇咳作用。

养营疏风汤治疗范围包括内科疾病：咳喘，喘息性支气管炎；紫癜（过敏性紫癜、血小板减少性紫癜）；痹证肌肤麻痹、颜面神经麻痹（掉眩风）。皮肤疾病：皮癣（牛皮癣，鱼鳞癣，头、手、足癣，皮肤角化症）；皮疹（荨麻疹、湿疹、痒疹、带状疱疹）；皮炎（过敏性皮炎、神经性皮炎、脂溢性皮炎）。对上述诸疾的治疗，疗效都很可观。一个方剂之所以能治多种疾病，是因为上述诸疾，均属风热、湿邪侵犯肺系所致。风、热、湿邪侵犯肺系，酿成阳盛阴虚。阳盛即邪气盛，故以泻白散清泻肺系之客热，配以麻黄、蝉蜕、白鲜皮开鬼门、祛风、散湿、解毒。阴虚即营血虚，营血虚是因"邪之所凑，其气必虚，阴虚者，阳必凑之"的结果。所以，应用四物汤养营、滋阴、补血谓之扶正，配以艾叶、红花，温经活血，通经畅络，使血畅其流血养则风治，所谓"治风先治血，血行风自灭"是也。该方适应证较多，只要抓住风湿热邪郁阻于肺这一病机，一方即可治多病，此所谓"异病同治"。（《李凤林儿科医萃》）

牛皮癣验方（寒湿型除外）

主方：当归 15g，川芎 10g，赤芍 15g，生地黄 30g，桑白皮 15g，地骨皮 15g，白鲜皮 15g，麻黄 9g，艾叶 9g，蝉蜕 9g，红花 10g，甘草 30g，黄芩 15g，黄连 10g，栀子 10g，黄柏 10g，川楝子 12g，紫草 15g。

症见：牛皮癣皮损发红发热，蜕皮，瘙痒，皮损增厚，舌红，便秘等。

瘙痒严重合重镇解毒止痒汤（生磁石 15g，生牡蛎 15g，土茯苓 30g，金银花 6g，王不留行 12g，千里光 15g，生地黄 15g，白鲜皮 15g，天丁 10g，地丁 10g，乌梢蛇 15g，蜈蚣 2 条，川萆薢 10g）。

寒湿型牛皮癣

治以荆防败毒汤为主，祛风湿，解表。

症见：皮损增厚，附着牢固，皮色白，褪皮不多，瘙痒轻微或不痒。可在原方加乌梢蛇及五苓散以增强祛湿之功。如出现习惯性便秘，可用防风通圣丸。

注：川楝子有杀虫疗癣之效；千里光有清热，解毒，杀虫功效，可治干湿癣疮，皮肤湿疹；艾叶杀虫。

临床体会：皮肤病中杀虫药必不可少。其实硫黄是最好的，但是要掌握剂量，3～5g足够。

掌跖脓疱病验方

主方：当归 15g，川芎 10g，赤芍 15g，生地黄 30g，桑白皮 15g，地骨皮 15g，白鲜皮 15g，麻黄 9g，艾叶 9g，蝉蜕 9g，红花 10g，甘草 30g，黄芩 15g，黄连 10g，栀子 10g，黄柏 10g，川楝子 12g，紫草 15g，千里光 15g，土茯苓 60g，莪术 10g，乌梅 10g。

症见：手掌瘙痒无度，脱皮，皮下红色针尖样丘疹层出不穷，且治疗不当或涂抹外用药膏有同形反应，不断扩大至指腹。目前未见有效的外用药膏，切记外用药有弊无利。

该方以养营疏风汤、黄连解毒汤、皮肤解毒汤合方，加以杀虫药组成。

湿疹验方

主方：龙胆草 10g，栀子 10g，柴胡 12g，黄芩 12g，生地黄 30g，车前子 10g，泽泻 15g，当归 12g，木通 9g，甘草 30g，土茯苓 60g，黄连 10g，莪术 10g，乌梅 10g，防风 10g，徐长卿 15g，川芎 10g，苏叶 10g，千里光 15g，大飞扬 15g，老龙皮 15g，地肤子 30g。

主治：湿疹。

症见：皮肤瘙痒，**红色丘疹呈团簇样出现**，甚则滋水淋漓，发病部位四肢为主，躯干也有发作。

痰多涕多特效中成药

医案：患者，76岁，为本人岳父，食管癌22年，体重76斤。

3日前打电话说痰很多，鼻涕黏稠不断，不思饮食，精神状态不好，气虚懒言。考虑到平时的身体状况，嘱其服用参苓白术散。服用3日后反馈鼻涕和痰都消了，食欲增加，效果出乎意料。食欲不振是属于脾虚及脾湿，虽然这个药说明书没有提及那么多作用，但是药物成分就是健脾化痰的作用。有效就是有道理，以方测症行得通。

按：痰在中医学里没有被列入六因当中，但是痰在人体形成后，会对人体健康造成巨大危害，因此说，人体得病，不能不提到痰。

痰是肺、脾、肾三个脏器功能失调、水谷精微不能生化津液，或津液不能正常输布凝集而成。痰可随气升降而达到全身各处，蓄积则可致病。中医学认为它是脏腑功能活动失调的病理产物，同时也是导致疾病发生的条件。

中医学所说的痰，有广义和狭义的区别。狭义的痰，是指咳吐痰液、喉中痰鸣等有形可征的痰；广义的痰，除了有形的痰之外，还包括一些并无咳吐痰液、喉中痰鸣等症状，而用化痰药物治疗有效的疾病，如某些眩晕、癫狂等，中医也认为由痰所致。

此外，肌体上的某些肿块，如瘰疬（淋巴结核）、瘿瘤（单纯性甲状腺肿）等，中医学也认为由痰所致。

中医学常把咳吐的痰液大致分为四种类型：①寒痰：痰稀色白，兼有寒象；②热痰：痰稠或黄，兼有热象；③燥痰：痰稠而黏，不易咳出；④湿痰：痰稀白，量多，容易咳出。

我们日常能看到的眼屎、白带、鼻涕、脓肿等，都应该是痰的表现。中医学认为，痰的生成是津液与湿气的结合物。

参苓白术散为补脾胃、益肺气的传统中成药，用于脾胃虚弱、食少便溏、气短咳嗽、肢倦乏力的治疗。

《太平惠民和剂局方》中记载，参苓白术丸"治脾胃虚弱，饮食不进，多困少力，中满痞噎，心忡气喘，呕吐泄泻，及伤寒咳噫。此药中和不热，久服养气育神，醒脾悦色，顺正辟邪。"

明代万全《片玉痘疹》中记载，用于"痘疮，脾胃气弱不能消食。"

清代周震《幼科指南》中记载，用于"小儿脾胃久虚，不能转运，无以荣其气，或胎中受毒，脏腑蓄水，以致手足极细，项小骨高，尻削体瘦，肚大脐实，啼哭胸高，名曰丁奚；或虚热往来，头骨分开，翻食吐虫，烦渴呕哕，名曰哺露。"

方解：方中人参甘苦微温，入脾肺二经，擅补脾肺之气；白术甘温而性燥，既可益气补虚，又能健脾燥湿；茯苓甘淡，为利水渗湿，健脾助运之要药；三药合用，益气健脾，共为君药。山药甘平，补脾胃而益肺肾；莲子甘平而涩，既能补益脾胃，又可涩肠止泻；二药助人参、白术以健脾益气，兼以厚肠止泻。扁豆甘平微温，补脾化湿；薏苡仁甘淡微寒，健脾利湿；二药助白术、茯苓以健脾助运，渗湿止泻。四药共为臣药。砂仁芳香辛温，化湿醒脾，行气和胃；桔梗辛苦而平，可开提肺气，宣肺化痰止咳，二药为佐药。炙甘草益气和中，润肺止咳，调和诸药，为使药。诸药配伍，共奏补脾胃、益肺气之功。

三剂药治愈红汗案

医案一：患者，女，28 岁，江苏人，就诊时间 2021 年 6 月 15 日。

该患者是委托朋友找我微信看诊的，朋友代诉患者半个月前出现红色汗液，把衣服都染红了，心里甚是恐惧，舌苔拍照发给我看，舌质淡红苔薄白，似有瘀斑点，去当地医院检查未见异常。

处方：水牛角 30g，牡丹皮 12g，赤芍 12g，生地黄 30g，黄芪 30g，黄连 9g，栀子 10g，黄柏 10g，黄芩 10g，党参 15g，郁李仁 10g，大黄 5g。3 剂，水煎服，每日 3 次。

1 周后想起来这位患者，打电话回访，患者告知已经痊愈，第 2 剂药吃完就没有红汗了。因为之前从来没有见过这个病，当然也没治过，效果如此得好，随即记录下来，供同行们参考学习。

按：汗为心之液，红色主心。红汗称血汗或汗血，给此患者开具了处方后，由于心里没底，想起来有本书籍记载有此病例，随即翻阅，终于在熊继柏老师的书里找到了医案。按语是这样记载的：《素问·五脏生成》云："诸血者，皆属于心"。故唐容川《血证论》谓：血者心之液也……治法宜清心火。胃火亢盛，亦能汗血，故犀角地黄汤清心火，黄连解毒汤、栀子大黄汤清胃火，无非泻阳明胃经之火热，火清症自平矣。

医案二：董某，男，69 岁，山西五台人，就诊时间 2021 年 9 月 2 日。

患者在无任何诱因的情况下，半月前洗澡发现全身红汗，没有其他不适症状。在他处中药治疗 7 天无效，拿卫生纸擦拭依然是血红色，经一位同行介绍来我处就诊。既然有了治愈的先例，就效不更方再用一次吧。

处方：水牛角 30g，牡丹皮 12g，赤芍 12g，生地黄 30g，黄芪 30g，黄连 9g，栀子 10g，黄柏 10g，黄芩 10g，党参 15g，郁李仁 10g，大黄 5g。7 剂，水煎服，每日 3 次。

9 月 10 日二诊：患者主诉服上药后无效，依然有血汗出现，自己感觉效果不明显。

此病不多见，1 年当中遇到两例，一例 3 剂药治愈，而这一例 7 剂药无效，于是查阅书籍资料，找到《医宗金鉴》里边的凉血地黄汤加味有过治愈的案例，于是决定一试。

处方：生地黄 30g，黄连 10g，当归 10g，甘草 10g，栀子 10g，玄参 20g，黄芩 12g，桑白皮 15g，地骨皮 30g，蝉蜕 10g，百合 20g，蒲黄 15g。7 剂，水煎服，每日 3 次。

自此复诊后，患者再未过来，电话回访已经痊愈。

按：同样是两例血汗患者，同一个方子，一例很快治愈，一例几乎无效，值得思考。医案二患者二诊中半个方子几乎和原先的方子一样，只是加了泻白散、蒲黄、蝉蜕、百合，效果就如此明显，泻白散清泻肺热，又肺主皮毛，是有道理的。

何传毅老师总结：血汗是指汗出而其色淡红如血的汗出异常病证，又称汗血、肌衄。

源流病机：隋代医学家巢元方所撰《诸病源候论》中已载有"汗血"的名称，在明代医学家方贤所撰《奇效良方》中就称作为"血汗"，在明代医学家戴元礼所撰《证治要诀》中，又称之为"肌衄"。

血气阴阳，关系密切，凡血气阴阳的偏盛偏衰，均可导致血汗证。最常见的如阳郁于内蒸阴为血汗，阴虚火旺（或肝肾不足肝火偏亢，或肺胃阴伤肺热亢盛）汗液外泄为血汗，或阳衰不能固表汗泄于外为血汗。

证候特点：平素汗液分泌正常或稍多，因病后汗液增多。但汗量一般不如自汗或盗汗那样多，往往自觉腋、胸前、背部等局部汗液明显增多。汗出带有淡红色，在出汗时不易觉察，常在洗涤衬衣（尤其是白色或浅色衬衣）时，发现有淡红色汗迹，不易洗脱，此后于汗出多时若以白手帕多次擦拭后才发现汗液是淡红色的。

患者就诊常以全身症状为主，汗出有淡红色染脏衣衫为兼证。少数患者全身症状不显著，而仅以血汗就诊。临证所见兼证，以伴心肝火旺兼证为多，常见有头晕目赤、心烦易怒、情绪易波动、心悸、不寐、口舌干燥，男子遗精、阳物易举，女子行经乳胀、白带多等。脉弦滑数，舌边尖常红，苔薄；因气阳不足、卫外不固所致者，可兼见明显气短疲乏、肢凉不温、面苍白，或见滑精、尿频而清长，女子或见腰疲带下清稀，脉多细弱，舌常淡润。

治则：因心肝火旺致阴液外泄者，当清心泄肝；兼治肺因气阳不足，卫外不固者，宜益元补气固卫。

处方：凉血地黄汤（《医宗金鉴》）。生地黄15g，黄连6g，当归6g，甘草6g，生栀子10g，玄参12g，黄芩12g。水煎服。

血汗一证，又名为汗血，肌衄。其中，血汗汗血，历代文献所述内容均同，肌衄的论述又有一些差异。一般血汗以全身性，尤其在汗出较集中的部位留有淡红色血迹样色泽为主，肌衄也可被概括在内。但是文献中的肌衄一般又指汗如血样自毛孔而出且明显可见的病症。如有的患者鼻尖常有血射出如箭，篾时即止，又无其他不适，可反复出现，文献称之为血箭，虽然也属肌衄范畴，但一般不归于血汗病症之中。

血汗一证也有称之为红汗的，此论可见于清代医学家沈金鳌所撰《杂病源流犀烛》。但在多数文献中，红汗多指伤寒太阳病，脉浮紧，发热身无汗者，服药后汗不出而见鼻衄，衄后病转愈的病证。阅读文献时，应加以注意。

临证所见血汗病证以心肝火盛、热证、虚热证者为多。治疗重点在心肝二经，又当加强凉血药的应用。当仿元代医学家朱丹溪"见血无寒"的理论，以清火为主。火清、血凉、热降则血汗敛。

治疗血汗偏热者，凉血地黄汤确为有效方剂。应用时应按清代医学家唐容川经验加减："古谓阳乘阴则吐衄，知阳乘阴而内逆者，发为吐衄，则知阳乘阴而外泄者，发为皮肤血汗矣！血者，心之液也；皮毛者，肺之合也。治法宜清心火，火清则阳不乘阴；兼治肺金，肺调则皮毛不泄。"方用"凉血地黄汤加桑皮、地骨皮、蝉蜕、百合、蒲黄治之；而虚火甚者，当归六黄汤治之。""肝火亢烈，逼血妄行，宜当归龙荟丸，从内以攻治之。"凉血地黄汤所加药物的常用剂量为桑皮12g，地骨皮15～30g，蝉蜕6g，百合10g，蒲黄12g。《出汗异常》

甲状腺结节（肿大）专方

主方：柴胡24g，半夏20g，黄芩12g，党参12g，甘草10g，当归12g，白芍15g，茯苓30g，白术15g，干姜6g，薄荷6g，玄参15g，牡蛎30g，浙贝30g，川芎10g，香附10g，陈皮10g，山慈菇15g，猫爪草15g，皂角刺15g，白芥子10g，海藻30g，夏枯草15g，莪术10g，橘核30g，积雪草30g，牛蒡子10g。

组方分析：小柴胡汤、逍遥散、柴胡疏肝散合消瘰丸。

治法：疏肝理气，活血化瘀，软坚散结。

角药配伍：山慈菇，猫爪草，积雪草，橘核，牛蒡子，白芥子。

医案：张某，男，36岁，公司经理。就诊时间2021年9月2日。

患者1个月前感觉颈部憋胀，并且明显粗大，伴咽部疼痛，在省级医院检查为甲状腺肿大Ⅲ期，建议手术治疗，本人害怕手术，寻求中医治疗。

笔者就用上方无加减使用7剂，复诊时患者主诉咽部不疼了，肿块明显缩小，效不更方继续服用7剂，结节缩小了一半，三诊还是原方服用7剂，目前已经痊愈，大约服药30剂，免除了一场手术。

皮肌炎

皮肌炎是皮肤与肌肉（主要是横纹肌）受损之全身性疾病，是少见之结缔组织病之一，也是常见之自身免疫病。皮肤和肌肉有特殊的弥漫性炎症，现代医学对本病病因尚不明了，急性发作者，病情危重，常致死亡。临床上根据全身症状之轻重与病情发展之快慢可分为急性皮肌炎、亚急性皮肌炎与慢性皮肌炎，三者之预后不同。本病之特点，初起时肌肉浮肿，软弱无力，疼痛和压痛，随后肌肉发生进行性萎缩。若食道肌肉、膈肌和心肌受累，则可出现吞咽困难，呼吸减弱以及心力衰竭等症状。还可伴有不规则发热、大量出汗、食欲不振、体重减轻、肝脾肿大等症。疾病呈慢性经过，病情时轻时重。

一、主要症状

本病以皮肤和肌肉症状为主，但两者并不平行，起病可急可缓，肌肉软弱无力常为本病最早出现之症状。

1. 皮肤症状

（1）皮炎表现以面部为突出，特别是眼睑，呈弥漫性暗紫红色水肿，常被误诊为"急性肾炎"，其次为前额、颞颏部、上胸、肩胛及四肢伸侧。压之褪色，不痛不痒。

（2）皮疹为对称性实质性红斑，大小不等，稍附鳞屑，可伴有毛细血管扩张。典型皮疹常以上眼睑为中心，向颞、额、颊部伸展。尚可出现色素沉着、脱发、多汗、反甲、皮肤萎缩或合并硬皮病样之改变而称硬皮肌炎。

（3）少数患者具有肢端血管痉挛之雷诺氏症状，有的可见网状青斑。

2. 肌肉症状

（1）多发生于肩胛带肌、四肢近端肌群、颈及咽喉部肌群；此外，食道、膈肌和心肌亦可受累。

（2）主要症状为对称性肌无力，以致运动障碍，而出现举手、上蹬、上台阶、抬头等动作困难；甚或自主运动完全丧失其动作呈坠落状，严重者全身软瘫，或不能吞咽、心功能障碍、心力衰竭、大小便失禁等多种症状。

（3）全身症状：可有不规则发热、全身无力、肌肉酸痛、贫血、体重减轻等全身症状，少数有淋巴结肿大、肝肿大、脾肿大。个别患者可引起视网膜炎而致视力障碍。

（4）并发恶性肿瘤：20% 的皮肌炎患者并发恶性肿瘤，常见有肺、胃、结肠、直肠、前列腺、女性子宫、卵巢、乳腺等恶性肿瘤。

本病可因滥用泼尼松类药物而产生不良反应，如大出血、股骨颈骨折等，严重者可以致死。有的患者因全身肌肉进行性萎缩、拘挛以致残废终生。本病多死于心力衰竭、恶性肿瘤和继发感染。

二、辨证要点

皮肌炎是一种原因未明的皮肤和肌肉的弥漫性炎症性疾病。以皮肤红斑水肿，肌肉变性，引起无力，疼痛和肿胀，可伴有关节、心肌等器官病变为特征。多发生于 40—60 岁，女性发病约 2 倍于男性。

中医学文献中未有查到有关本病之明确记载，根据临床表现与"肌痹"略相类似。《素问》记载："病在肌肤，肌肤尽痛，名曰肌痹，伤于寒湿。"根据"脾主肌肉""肺主皮毛""肾主骨"的理论，其病机为脾、肺、肾三脏功能失调，体虚阳气不足，卫外不固，致风、寒、湿三邪乘虚而入，留于肌肉、经络、关节，以致经脉闭塞、营卫不和、气血运行不畅，进而肌肉失养，症见肌肉瘦减，萎软无力。初期多属湿热羁留阳明胃经，熏灼肌肉，发病多急，治宜清热解毒为主，兼以利湿消肿为辅；晚期肌肉消瘦无力或萎缩，甚者关节继发性挛缩畸形，并伴有腹痛便溏，短气乏力者，治宜补气养阴，活血通络法，断不可妄投寒凉之品。

本病实验室检查可见贫血，白细胞增高，血沉加快，24 小时尿肌酸排泄显著增高伴有肌酐排泄减少，球蛋白升高，以及血清酶特别是肌酸磷酸激酶、醛缩酶、乳酸脱氢酶、谷草转氨酶及谷丙转氨酶等升高，肌电图为肌性损害或混合性损害。

1. 全身性红斑性狼疮

皮疹多发生于颧颊，典型者为蝶形，本病尚需与下列疾病相鉴别。

红斑，常有多系统病变，红斑性狼疮细胞及抗核抗体检查阳性，肌肉无力症状不明显；而典型之皮肌炎为上眼睑紫红色水肿性红斑，并有明显之肌肉症状。

2. 硬皮病

主要发生于上肢、颜面、皮肤肿胀发硬萎缩，90% 伴有雷诺现象，常有食道症状，如吞咽困难。

3. 重症肌无力

无皮疹；受累的横纹肌稍稍收缩，即易疲劳，但易恢复，常出现斜视及眼睑下垂；抗横纹肌抗体阳性；抗胆碱酯酶药物有效。

4. 进行性肌营养不良

系遗传性疾病，常在 10 岁前发病；主要侵犯骨盆带之肌群；慢性进展，无皮疹。

三、临床经验

本病主要采用内治法，以活血祛病为主，并根据辨证分型施治。

1. 热毒型

多见于急性期，症见：皮疹紫红肿胀，身热，肌痛无力，舌红苔黄，脉数等。宜清热解毒，凉血活血，方用活血通络汤加大青叶、鸡血藤。

2. 气虚型

多见于慢性期与缓解期，症见：肌瘦无力，皮疹暗红，色素沉着，舌淡苔少，脉沉细等。宜健脾益气通络，方用益气通络汤：党参 15g，黄芪 15g，白芍 10g，鸡血藤 15g，当归 15g，生地黄 15g，沙参 10g，络石藤 15g，山药 15g，茯苓 15g，红花 6g，紫草 6g。

3. 肾虚型

多见于慢性期及迁延日久者，症见：皮疹紫暗，形寒肢冷，腰膝酸软，体倦乏力，舌淡，脉细，宜补肾扶脾通络，方用温皮汤。

四、体会

1. 本病急性发作者常先有感冒、劳累、噪晒之病史，或有长期被误诊为风湿性关节炎、肾炎、滥用泼尼松类药物治疗之病史；慢性发作者常先有单侧或双侧眼睑红肿之病史；有的患者急性皮炎症状突然出现而肌肉症状不明显，常有被误诊为红斑狼疮或接触性皮炎的病史；有的患者急性肌炎症状突出而皮炎症状不明显，常有被诊断为多发性肌炎或关节炎的病史；患者家族中也常有患自身免疫病或恶性肿瘤之患者。

2. 皮肌炎是自身免疫紊乱性疾病，笔者体会到益气活血法对慢性期与缓解期之疗效较好，如案例中益气通络汤之运用，可能是通过调整皮肌炎免疫紊乱环节，进一步改善肌代谢、蛋白代谢、酶代谢及血液物化特性的作用，从而使机体获得病情之好转，当然其作用机制尚需进一步研究。

3. 本病目前现代医学主要依靠激素治疗，临床取效快，但副作用明显。中药治疗取效慢，然从整体观念出发，扶正祛邪，调和阴阳，使患者免疫功能得到调整和平衡，达到治疗之目的。故中西医结合治疗皮肌炎有广阔之前景，可以提高疗效，减少激素之用量和用药时间，减轻副作用。

4.现代医学治疗本病与系统性红斑狼疮相同，应以泼尼松类药物系统治疗，但其疗效指标应以皮炎和肌炎之症状为主，其剂量和疗程应按具体病情而定。至于皮肌炎与癌瘤合并发生时，则以治疗癌瘤为主。

5.要解除患者之思想负担，使其安心接受并积极配合治疗，同时辅以适当的按摩、理疗和活动，对恢复萎缩的肌肉，增进四肢之功能均有好处。急性期可根据病情需要配合西医疗法，并注意和加强支持疗法。

五、医案分享

医案：姜某，女，36 岁。初诊时间 2021 年 8 月 2 日。

患者半月前自觉发热怕冷，全身不适，继而面部、四肢皮肌起红色斑疹，到某医院诊治，白细胞总数 4.7×10^9/L，血沉加快，诊断为"皮肌炎"。经服药物，发热已退，但皮疹同前，且肌肉疼痛，尤以肩臂为甚，食欲不振。两上眼睑红斑水肿，全身散在淡红色充血性斑疹，压之褪色，两肩臂及大腿肌肉压痛明显。

中医诊断：肌痹。

西医诊断：皮肌炎。

处方：生地黄 20g，牡丹皮 20g，赤芍 30g，水牛角（先）15g，芙蓉叶 15g，紫草 15g，紫花地丁 30g，白鲜皮 15g，生黄芪 20g，鸡血藤 30g，玉竹 15g，木瓜 15g，甘草 9g。14 剂，水煎服。

8 月 25 日二诊：药后面部及躯体皮疹消失，肌肉疼痛亦减大半，续进 14 剂。

9 月 15 日三诊：药后上述诸症消失，但觉头晕气短，神疲乏力，便溏，不欲食，肌肉稍痛。此为中气不足，脉络欠通。方用益气通络汤去紫草，加土炒白术 10g，生炒薏苡仁各 10g，连服 1 月，肌肤不痛，精神好转，食欲增进。

气血通畅方：血府逐瘀汤

该方出自清代医家王清任的《医林改错》，是该书的第一方，也是历代医家常用的十大名方之一，临床运用非常广泛。

组成：桃仁四钱（12g）、红花三钱（9g）、当归三钱（9g）、生地黄三钱（9g）、川芎一钱半（5g）、赤芍二钱（6g）、牛膝三钱（9g）、桔梗一钱半（5g）。

血府逐瘀汤的功用： 主治胸中血瘀、血行不畅所致之胸痛、头痛日久不愈，痛如针刺而有定处，或呃逆日久不止，或内热烦闷，心悸失眠急躁善怒，入暮渐热，舌质暗红，舌边有瘀斑或舌面有瘀点、唇暗或两目暗黑、脉涩或紧。

现代应用：本方抗凝血，扩张血管，改善血液循环，解痉，镇痛，镇静。用于心律不齐、慢性冠状动脉疾病、高血压、高脂血症、心绞痛、动脉硬化、胃炎肝硬化、慢性肝炎、三叉神经痛、头痛、眩晕、偏头痛、脑血管疾病、脱发、精神分裂症、不孕症、闭经、月经过多、视网膜病变、静脉炎、行血障碍、慢性粒细胞性白血病、血栓性静脉炎、色素沉着、性功能低下、围绝经期综合征、顽固性头痛、顽固性低热、眼底出血等属瘀血内阻，日久不愈者。

（1）神经精神系统病症：如头晕、偏头痛、三叉神经痛，神经衰弱，脑外伤后遗症、脑水肿、脑血管病、癫病、脑囊肿、脑积水、脑动脉硬化、眩晕、麻痹震颤、精神分裂症等。

（2）心血管系病症：如心绞痛、肺源性心脏病、风湿性心脏病、血栓性静脉炎等。

（3）消化系统病症：如病毒性肝炎、肝脾肿大、呕吐、呃逆等。

（4）妇产科病症：如原发性痛经、流产后腰痛或出血、产后身痛、月经失调、不孕症、子宫肌瘤、慢性盆腔炎等。

血府逐瘀汤方剂特点：本方由桃红四物汤之桃仁、红花、当归、川芎、生地黄、赤芍合四逆散之柴胡、枳壳、甘草、赤芍加桔梗、牛膝而成。

血府逐瘀汤方中以桃红四物汤活血化瘀而养血，防纯化瘀而伤正；四逆散疏理肝气，使气行则血行；加桔梗引药上行达于胸中，牛膝引瘀血下行而通利血脉；诸药相合，构成理气活血之剂，以活血化瘀而不伤正、疏肝理气而不耗气为特点，达到运气活血，祛瘀止痛的功效。

血府逐瘀汤的加减应用：①血瘀经痛、经闭者，去桔梗，加香附、泽兰、益母草。②心悸、失眠者，加茯神、五味子、酸枣仁。③舌紫、脉涩者，加丹参、参三七。④胁下有肿块者，加郁金、丹参、青皮。⑤口干渴者，加天花粉、玄参。⑥发热者，加金银花、连翘。⑦小便黄赤者，加黄连、茅根。⑧大便秘结者，加大黄、芒硝。

血府逐瘀汤真不愧为十大名方，笔者在临床主要运用于心脏病，心肌供血不足，舌下青筋明显，心前区刺痛，往往奏效。妇科的乳腺病，痛经等。最常用于皮肤病中的银屑病（白疕病）。

本方主治诸症皆为瘀血内阻胸部，气机郁滞所致，即王清任所称"胸中血府血瘀"之证。胸中为气之所宗，血之所聚，肝经循行之分野。血瘀胸中，气机阻滞，清阳郁遏不升，则胸痛、头痛日久不愈，痛如针刺，且有定处；胸中血瘀，影响及胃，胃气上逆，故呃逆干呕，甚则水入即呛；瘀久化热，则内热瞀闷，入暮潮热；瘀热扰心，则心悸怔忡，失眠多梦；瘀滞日久，肝失条达，故急躁易怒；至于唇、目、舌、脉所见，皆为瘀血征象。治宜活血化瘀，兼以行气止痛。方中桃仁破血行滞而润燥，红花活血祛瘀以止痛，共为君药。赤芍、川芎助君药活血祛瘀；牛膝活血通经，祛瘀止痛，引血下行，共为臣药。生地黄、当归养血益阴，清热活血；桔梗、枳壳，一升一降，宽胸行气；柴胡疏肝解郁，升达清阳，与桔梗、枳壳同用，尤善理气行滞，使气行则血行，以上均为佐药。桔梗并能载药上行，兼有使药之用；甘草调和诸药，亦为使药。合而用之，使血活瘀化气行，则诸症可愈，为治胸中血瘀证之良方。

血府逐瘀汤配伍特点：一为活血与行气相伍，既行血分瘀滞，又解气分郁结；二是祛瘀与养血同施，则活血而无耗血之虑，行气又无伤阴之弊；三为升降兼顾，既能升达清阳，又可降泄下行，使气血和调。

血府逐瘀汤在银屑病治疗中的用法

主方：桃仁 12g，红花 9g，当归 9g，生地黄 9g，川芎 12g，赤芍 10g，牛膝 9g，桔梗 6g，柴胡 6g，枳壳 6g，甘草 6g。

加减：进行期倍用生地黄；静止期生地黄易为熟地黄，赤芍易为白芍；血热型加白茅根、水牛角、生槐花；血燥型加全当归、天花粉、鸡血藤；血瘀型加川军、鬼箭羽、丹参；痒甚加白鲜皮、刺蒺藜、乌梢蛇。

治法：养血活血，凉血润燥，祛风止痒。

水煎服，每日 1 剂，每剂 2 次。治疗期间不使用其他外用或内服药物。

按：对于银屑病的辨证，发展期（进行期）皮损呈红色或暗红色，基底部有筛状出血点，皮屑相对较少，附着较牢，较痒。治法宜清热凉血，祛风止痒。禁止期皮损较厚，表皮白色银屑多，银屑脱落严重，皮肤干裂出血，宜滋阴养血，祛风通络。该病后期巩固需益气养血，扶正固本以达到减少复发的目的。

血府逐瘀汤在胸痹中的应用，主要针对胸痛，胸闷，患者自觉呼吸不畅，伴有舌质紫暗，脉弦涩。

笔者近期治愈一例面色黑暗的男性，50 岁。初诊该患者有轻微的胸闷，脉略弦涩，及舌面有轻微紫暗斑，舌底青筋明显，其他症状不明显。问其工作是工厂老板，爱人患有肺癌几年，工厂效益不好，因此该患者长期郁闷，压力很大，是典型的肝气不舒，进而形成气滞血瘀，遂拟以血府逐瘀汤原方加三七粉下药，

7剂。二诊时面色黑暗减轻，舌底青筋减轻，原方不变继续服用7剂。三诊时所有症状消失，面色为自然色，7剂中药巩固疗效结束。还有一病例是2018年，笔者从山西心血管病医院出来打车，正好出租司机是到医院给老父亲拿检查结果的。据说患者胸闷，胸痛1年多，65岁，老爷子脾气大，性格不好，因为这个病看了三四家省级医院，可是检查结果均显示正常。这次到心血管医院检查也是正常，司机以为我是该院的医生便和我说起来他爸的病情，我也没说其他的，就是建议他父亲吃3～6个月血府逐瘀胶囊，并相互留了微信。时间过了几个月，司机在朋友圈发东西，我突然想起来这个患者，就特别想问一下近期怎样，司机高兴地说老父亲现在都好了，一直想感谢我，只是微信没有备注找不到我了。

血府逐瘀汤临床运用广泛，辨证得当，效果很好。